心内科医生的科普小讲堂

U0388842

从心认识你自己

——现代心脏康复知多少

主　编　徐亚伟　　葛均波　　霍　勇　　高　炜

副主编　沈建颖　　刘伟静　　苏　杨　　方　全

编　者　张　戬　　唐　恺　　张　君　　于世凯

　　　　迟　琛　　魏　莹　　蔡海东　　陈　维

　　　　朱梦云　　张　毅　　戴　能　　赵逸凡

图片设计人员

　　　　张启鹏　　朱蒙蒙（上海启鹏文化艺术有限公司）

人民卫生出版社

图书在版编目（CIP）数据

从心认识你自己：现代心脏康复知多少/徐亚伟等主编.—北京：人民卫生出版社,2018

ISBN 978-7-117-26277-4

I.①从… II.①徐… III.①心脏病-康复 IV.①R541.09

中国版本图书馆 CIP 数据核字（2018）第 068425 号

| 人卫智网 | www.ipmph.com | 医学教育、学术、考试、健康，购书智慧智能综合服务平台 |
| 人卫官网 | www.pmph.com | 人卫官方资讯发布平台 |

从心认识你自己——现代心脏康复知多少

主　　编：徐亚伟　葛均波　霍　勇　高　炜
出版发行：人民卫生出版社（中继线 010-59780011）
地　　址：北京市朝阳区潘家园南里 19 号
邮　　编：100021
E - mail：pmph @ pmph. com
购书热线：010-59787592　010-59787584　010-65264830
印　　刷：三河市潮河印业有限公司
经　　销：新华书店
开　　本：889×1194　1/32　印张：6
字　　数：101 千字
版　　次：2018 年 5 月第 1 版　2018 年 6 月第 1 版第 2 次印刷
标准书号：ISBN 978-7-117-26277-4/R · 26278
定　　价：49.00 元

打击盗版举报电话：010-59787491　E-mail：WQ @ pmph.com
（凡属印装质量问题请与本社市场营销中心联系退换）

葛均波院士寄语

　　2016年，习近平总书记在全国卫生与健康大会上指出，"要倡导健康文明的生活方式，树立大卫生、大健康的观念，把以治病为中心转变为以人民健康为中心，建立健全健康教育体系，提升全民健康素养，推动全民健身和全民健康深度融合"。推进卫生与健康事业改革发展、建设健康中国，是关系现代化建设全局的重大战略任务。大健康理念是根据时代发展和社会需求的改变，提出的一种全局的理念，关注各种影响健康的危险因素和误区，提倡自我健康管理，是在对生命全过程全方位呵护的理念指导下提出来的。积极开展社会健康教育，加强健康知识宣传力度，让健康知识走进教科书、走进课堂，促进健康知识的科学传播。

　　我国正在实施慢性病综合防控战略，其中教会患者的自我慢病管理是最为关键的一环。目前，我国的健康科普还很落后，公众医学知识还很匮乏。 很多心脏病患者及亲朋好友还停留在心脏病患者手术后一定要静养，不能运动，在家顿顿食补药补的老观念上。 但是，根据国内外近几十年的临床研究结果而逐步形成的现代心脏康复理念却和这些旧观念大相径庭。 现代心脏康复是一套完整的规范程序，循序渐进地从弱到强、由少到多进行的一个量化的康复训练项目，是一个从预防心脏病发病，到住院期间的康复管理，直至出院后降低心脑血管事件的全程化管理项目。 此外，心脏康复的核心是以人文关怀为准则，从而给患者一个有质量有尊严的生活。 这也是我和亚伟主任着手编撰这本枕边书的初衷，希望能深入浅出地让老百姓初步了解心脏康复，熟悉心脏康复，学会自我慢病管理，最终医患联手战胜共同的敌人！

2018 年 3 月

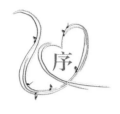

序

近三十年来，通过广大医学工作者的不懈努力，我国心血管疾病的诊疗技术水平有了飞速发展，在国际上处于先进行列。但是，我国心血管疾病的患病率仍呈上升趋势，其中原因是多方面的。我认为，由于心血管疾病的复杂性、医患之间对疾病认识上的信息极度不对称、心血管疾病预防-诊断-治疗-康复的完整诊治链尚未普及等业已存在的诸多因素，影响了医患之间的有效沟通，很难达成医患共同防治心血管疾病的共识，缺乏行之有效的长效机制。正如党的十九大报告指出："我国社会主要矛盾已经转化为人民日益增长的美好生活需要和不平衡不充分的发展之间的矛盾。"为了响应党的号召，在心血管诊疗领域寻找克服这一矛盾的途径，我院心脏中心特组织相关亚专业

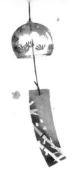

青年才俊，举全科之力，集全科智慧，编写了《从心认识你自己——现代心脏康复知多少》这样一部别出心裁的专著；从科普的角度，把心血管疾病防治的新理念、新技术全新展现在广大国人面前，娓娓道来、通俗易懂，以期真正达到医患之间"零距离"。我们不忘初心、牢记使命，为我国人民的健康，为中华民族的伟大复兴尽一份绵薄之力！

2018 年 3 月

于上海市第十人民医院徐亚伟劳模工作室

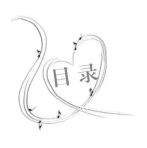

目 录

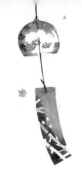

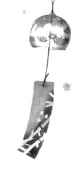

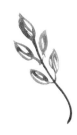

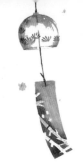

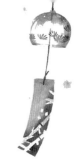

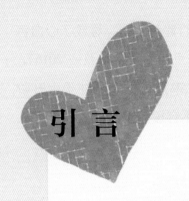

引 言

——中国心血管病现状

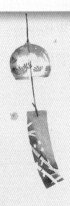

我国心血管病危险因素流行趋势明显，导致了心血管病的发病人数显著增加（来源：中国心血管病报告2016）。总体上看，我国心血管病患病率及死亡率仍处于上升阶段；重视与防治心血管疾病刻不容缓。 以下两个数字令人触目惊心：

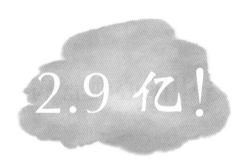

据估算，我国心血管病患者人数约为 2.9 亿，其中脑卒中1300万，冠心病1100万，心力衰竭450万，肺源性心脏病500万，风湿性心脏病250万，先天性心脏病200万，平均来看，全国范围内大约每5个人中就有1个患有心血管疾病！

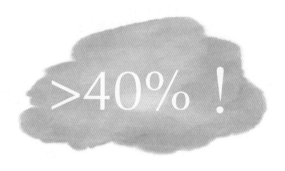

2015 年心血管疾病死亡率仍居首位，高于肿瘤和其他疾病，占居民疾病死亡构成的 40% 以上。 2015 年统计，农村心血管疾病占总死亡原因的 45.01%，城市占42.61%。 也就是说，每 5 个死亡的人中，就有 2 个以上死于心血管疾病。

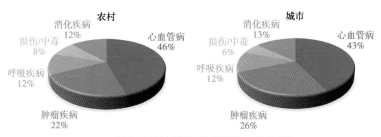

2015年中国农村和城市居民主要疾病死亡构成比

这些不断升高的数字与国内心血管疾病危险因素控制较差息息相关。 常见的危险因素包括哪些呢？

高血压

根据全国 4 次高血压抽样调查显示，高血压的患病率总体呈显著上升趋势，并且随年龄增加而显著增高。 2010年第六次全国人口普查数据测算，高血压患病人数为2.7 亿。

吸烟

自 1984 年以来，中国男性一直是世界上吸烟率最高的人群之一。 2015 年中国成人烟草调查结果显示：中国男性吸烟率仍居高不下。 15 岁及以上人口吸烟率为27.7%，男性为 52.1%，女性为 2.7%。 由于人口增长、老龄化等因素影响，按照 2014 年底全国人口数据进行推算，5 年间（2010—2014 年）吸烟人数增加了 1500万，而 2010 年全球成人烟草调查中国项目调查结果显示，在所有非吸烟者中，二手烟的暴露比例为 72.4%，如此估计有 7.38 亿不吸烟的中国人遭受着二手烟的危害。

血脂异常

2010 年中国慢性病监测研究报告了中国 31 个省 18 岁以上人群的血清总胆固醇、甘油三酯水平，均较 2002 年明显增高。 2012 年中国居民的营养与健康状况监测结果显示血脂水平又较 2010 年明显升高，提示我国血脂异常的患病率逐渐增加。 2012 年血脂异常国际研究-中国显示，住院患者的他汀治疗率为 88.9%，接受降脂药物治疗的患者中，38.5%未达到 LDL-C 目标值，且心血管病危险分层较高组不达标率高。

糖尿病

2010 年中国慢性病调查数据显示，中国成人糖尿病患病率可能高达 11.6%。也就是每 10 个成年人就有 1 个患有糖尿病。然而，糖尿病患者的综合管理情况不容乐观，一项纳入了 25 817 例 2 型糖尿病患者的调查显示，72.0%的糖尿病患者合并高血压和（或）血脂异常，患者的血糖、血脂、血压的综合达标率只有 5.6%。

超重/肥胖

在我国 9 个省市人群进行的中国健康与营养调查对人群的营养与健康状况进行了长期监测，近 20 年来多次调查（每次调查均超过 5000 人）资料显示，人群超重、肥胖率呈持续上升趋势，2012 年 18 岁及以上居民的超重率为 30.1%，肥胖率为 11.9%。

缺乏运动

中国健康与营养调查结果显示，以每周代谢当量计算，1991—2011 年 18 ~ 60 岁居民体力活动量呈明显下降趋势，其中职业活动下降最为明显，男性职业活动 20 年间下降了 31%，女性下降幅度则高达 42%。

不合理膳食

中国健康与营养调查显示，居民总能量摄入呈下降趋势，但一些膳食习惯明显不利于心血管疾病的预防，如碳水化合物供能比减少，脂肪供能比过高，膳食胆固醇的摄入量明显增加，水果、蔬菜的摄入量仍然较低，盐的摄入量仍然很高等。

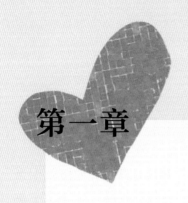

第一章

明明白白你的心

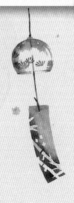

慧眼看透自己的心

心脏是什么?

可能很多人并不是很清楚。 粗浅地来说,心脏就相当于维系我们生命活动的发动机。 人体心脏是一个相当于我们拳头大小的肌肉器官。 心脏肌肉又被称为心肌,心脏通过肌肉的收缩与舒张而达到一个泵的作用。 心肌是心脏的重要组成部分,往往会受到疾病的影响,这是医生在治疗疾病制订方案时不可忽略的环节之一。

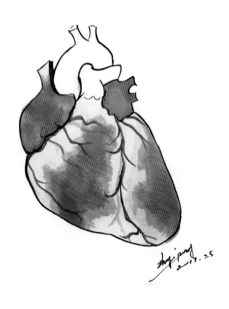

心脏分为左右两侧，每侧分为上下两部分，这样把心脏大致分为四个腔室。 如果把心脏类比为一套房子，这个房子就有"2室2厅"，分别命名为右心房、右心室、左心房、左心室。 各腔室和血管之间有着严密的防反流机制，也就是三尖瓣、二尖瓣、肺动脉瓣、主动脉瓣等瓣膜（相当于房子的门）的开闭使得血液在心脏内有节律地沿着一个方向流动。 心脏右侧的右心房负责接收来自全身静脉回流而来的缺氧的血液和废弃物，通过心脏收缩运动把血液泵入肺部，经过血氧交换从而对血液进行"能量补充"，继而通过左心室把富氧的血液泵入主动脉而流至全身，达到为全身各脏器和组织供氧的目的。

心脏需要营养吗？

心脏承担全身的血液回收和输送，其本身也是需要消耗氧气和营养物质的。 营养心脏的血管，其主干分布于心脏的表面。 主干及其分支汇成网状，像是给心脏的表面戴了一个帽子，故命名为"冠状动脉"。

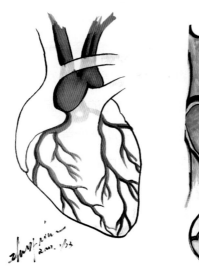
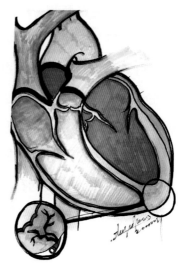

心脏是如何跳动的呢？

其实心脏本身内置了一个电传导系统。窦房结，也称为心脏起搏点，是位于右心房的一组细胞，大小和形状因人而异，由此处产生电脉冲，然后沿着传导系统传输，到达房室结，再激活心肌细胞，以此来发出一个个协调一致的周期性电活动，以保证心脏舒张和收缩，完成泵血的功能。

正常人的心跳在 60 ~100 次/分之间，节律一致。过快、过慢或者节律不规则，往往提示着疾病的发生。

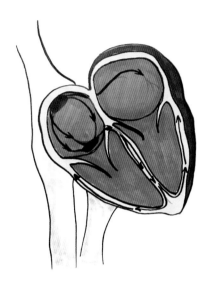

 什么样的行为会伤心?

 认识心血管疾病的危险因素

年龄

年龄大于 60 岁是心血管疾病的危险因素;并且随着年龄的增长,心血管疾病的发病概率随之增长。

家族史

近亲中无明确危险因素(例如吸烟、高血压等)的情况下出现的心脏疾病，尤其是早期发生的心脏疾病史（一般男性小于 55 岁，女性小于 65 岁）。

高血压

我国的理想血压范围是收缩压 90 ~120mmHg，舒张压 60 ~20mmHg，高于 140/90mmHg 就是高血压，在两者之间即为临界高血压，低于这个范围就可能是低血压。

高血脂

总胆固醇的正常水平不高于 5.18mmol/L，甘油三酯水平不高于 1.7mmol/L。

高血糖

空腹血糖正常值在 6.1mmol/L 以下，餐后 2 小时血糖的正常值在 7.8mmol/L 以下，如果高于这一范围，称为高血糖。

吸烟及酗酒

吸烟与饮酒越多，就越有可能患上心脏病。

压力

是否存在焦虑、抑郁等社会心理问题带来的压力，可通过综合测评量表进行评估。

超重和肥胖

医学上通过体重指数——BMI 来识别超重和肥胖，体重指数指体重（kg）除以身高（m）的平方得出的数字。BMI 在 24 ~ 27kg/m² 为超重；BMI 超出 28kg/m² 为肥胖。 还有一个重要的指标是腰围，中国成人腰围正常范围的计算公式为:（男性）身高（cm）÷2-11,（女性）身高（cm）÷2-13，±5% 为正常范围。

不健康的膳食

健康的膳食结构是指摄入较多的蔬菜、水果、豆类、谷类、鱼类和禽肉，减少脂肪和钠的总摄入量。

体力活动不足

日常体力活动不足: 中等强度体力活动时间 < 150 分钟/周（或高强度体力活动时间 < 60 ~ 70 分钟/周）。 缺乏活动: 久坐不动 ≥3 个月的生活方式。

♥ 建立你的心血管疾病危险因素列表

疾病不是一蹴而就地产生的，而是在多种致病因素作用下的一个量变到质变的过程，心血管疾病更是如此。 如果你目前没有心血管疾病，了解你的心血管疾病危险因素可预测你今后患心脏病的风险。 如果你现在正患有心血管疾病，了解你的心血管疾病危险因素可辅助治疗、评估及预后。 当然，如果你了解自己具有哪些心血管危险因素，并在平日里进行纠正，那么你患心血管疾病的风险也会随之降低。

上述公认的心血管疾病的主要危险因素可分为可控和不可控两类。 除了年龄、性别、家族史为不可控因素外，其余的都可以通过改变生活方式或通过医学手段等进行干预，降低其风险。

宏观上，每个人都应该清楚地知道自己具有以上哪几项心血管疾病危险因素，尤其是已经患有心血管疾病的人。 微观上，每个人还需清楚地知道自己的每一次体检报告和每一次就医的检查报告及结果（如血压、血脂、血糖水平等）。

下面，我们来了解下这些危险因素对我们的身体到底有什么影响。

糖尿病

血糖升高会造成过早死亡，并且和心血管疾病发病、失明、肾脏疾病、神经病变、截肢有关。 糖尿病患者中，冠心病、卒中、高血压和外周血管疾病是主要的致病和致死原因。糖尿病患者患心脏病的风险在男性中提高 1 倍，女性中提高 2 倍。

吸烟

吸烟是现今最主要的可预防的死亡原因。吸烟使心肌梗死再发、猝死、经皮冠脉介入术后再狭窄患者发生心血管事件的风险增加。戒烟能使冠心病患者个体全因病死率降低 36%。

高血压

长期控制不佳的高血压会对血管造成不可逆的损伤，会导致斑块的堆积和增厚，或导致血管硬化，同时也增加心脑血管事件的发病概率。

血脂异常

高水平的低密度脂蛋白胆固醇（LDL）或低水平的高密度脂蛋白胆固醇（HDL）会增加你的心脏病的风险。高水平的甘油三酯也增加心脏病的风险。

早期心脏病家族史

如果近亲在早期年龄（男性小于 55 岁，女性小于 65

岁）患有心脏病，尤其是如果他或她没有明确的其他危险因素（如吸烟或者高血压）。

肥胖

肥胖会导致高血压、高胆固醇和糖尿病，这些都是心脏病的危险因素。 腹型肥胖对心脏健康的损害尤为严重。

缺乏体力活动

美国疾病预防和控制中心（CDC）和美国运动医学会（ACSM）的报告均表明，体力活动不足会影响成年人健康。 大量的观察研究和共识也声明，久坐不动的生活方式显著增加心血管疾病风险。 心肺功能降低、长时间静坐与心血管疾病风险、全因病死率增加有关（来源：1. Hamer M，Venuraju SM，Lahiri A，Rossi A，Steptoe A. Objectively assessed physical activity，sedentary time，and coronary artery calcification in healthy older adults. Arterioscler Thromb Vasc Biol. 2012 Feb；32（2）：500-505. 2. Kulinski JP，Kozlitina J，Berry JD，de Lemos JA，Khera A. Association Between Sedentary Time and Coronary Artery Calcium. JACC Cardiovasc Imaging. 2016 Dec；9（12）：1470-1472. 3. Prince SA，Blanchard CM，Grace SL，Reid RD. Objectively-measured sedentary time and its association with

markers of cardiometabolic health and fitness among cardiac re-
habilitation graduates. Eur J Prev Cardiol. 2016 May；23（8）：
818-825. ）。

明确的心脑血管疾病史

如果你有心血管疾病，你更容易出现额外的问题，例如心力衰竭、脑卒中（中风）、胸腹主动脉瘤、冠状动脉疾病、肾衰竭等。

年龄

年龄大于 60 岁是心血管疾病的危险因素。 欧美的研究表明动脉硬化在 20 岁时已经开始发生，随着时间的推移逐渐进展。

不健康的饮食

蔬菜和水果吃得太少，脂肪和糖摄入过多就会增加患心血管疾病的风险。

睡眠问题

缺乏睡眠会导致高血压和肥胖，两者都是心脏病的主要危险因素。 睡眠呼吸暂停综合征会显著增加罹患心脏病的风险。

压力

压力可以间接和直接地增加患心脏疾病的风险。 当你处在压力下，你可能会通过暴饮暴食、酗酒或吸烟来解压，这些都会增加心脏疾病风险。 另外，长期的压力对心脏有直接的损害。 此外，压力过大会直接触发心脏病发作。

 心脏病中的遗传病

💜 **了解你自己和亲属的心脏疾病史**

过去曾经影响你或家庭成员的某种疾病可能成为预测你健康风险的有力因素。 例如，你的亲属在年轻的时候患心脏病，那么你患心脏病的概率同样会增加。 因此，了解你自己和家庭成员的心脏疾病史很重要，一方面可以从某种程度上预测你的心脏健康风险，另外一方面可以引导你提早预防，规避风险。 例如，有一种名为"长 Q-T 间期综合征"的疾病，如果一个人的心电图符合此病表现，同时他的亲属中有人曾诊断为此病，且有猝死史，那么此时他很可能需要安装植入型心脏除颤器（ICD），以预防猝死。

听起来可能有些吓人，但不要恐慌！ 这是因为某些基因增加了你的患病风险，并不意味着无法减少患病风险。 健康的生活方式可以帮助减少患病风险。 所以，重视起来，回顾自己的心脏疾病史，同时主动一些，询问自己的亲属有无心脏疾病史，对于自己的患病风险评估来说也很重要。

高血压

高血压有明显的家族聚集性。 如果父母均有高血压，子女发病率可高达 46%，约 60% 高血压患者有高血压家族史。 当你的父母或直系亲属患有高血压时，你需要警惕了，因为如果平时不注意饮食和运动，你也很可能会患上高血压。 然而这并不意味着父母患有高血压一定会导致自己患高血压，健康的生活方式可以有效地避免高血压的发生。

心肌病

心肌病由不同病因引起，其中遗传性较为多见。 扩张型、限制型和肥厚型心肌病是最为常见的心肌病，它们的发生与遗传因素密切相关。 家族史不能预测未来情况，但会显示你需要关心的危险因素。 你需要了解这些，并通过改变不健康生活方式来减少不利因素对你健康的影响。

先天性心脏病

某些先天性心脏病有明显的遗传倾向，需要向主管医生进行详细咨询。

 给心脏做个体检

 自我检查

血压

正常人血压值为 120/80mmHg 左右，高于 140/90mmHg 就是高血压了。对于有高血压的患者，或者是高血压患病风险高的健康人，买一个上臂式的电子血压计放在家里用于日常监测是非常有必要的。一方面，血压出现异常趋势了可以及时就诊，另一方面，可以方便医生了解你的血压变化过程，追踪你的健康状态。

在家测血压时需要注意以下几点：

◇ 测量血压需要在安静的状态下进行。

◇ 如果测量读数异常，间隔 2 分钟后再测一次。

◇ 记录你的血压测量数据，标注好测量时间及服药时间，以便医生随访。

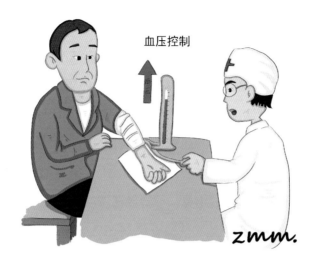

血压控制

zmm.

血糖

空腹血糖正常参考值为 3.9～6.1mmol/L，如果空腹血糖测量 2 次大于 7.0mmol/L 即可诊断为糖尿病。 当被确诊糖尿病后，你必须做到监测血糖。 不仅在就医时需要检测血糖，也需要买一个血糖仪放在家里，随时监测自己的血糖。

一般来说，在家测血糖需要以下步骤：

◇ 用带有弹簧的小号采血针采集一滴血，大多采集指尖血。 你需要询问你的医生采集血样的正确身体部位。

◇ 按血糖仪的标示方向插入试纸条，吸取血液。

◇ 读取血糖仪显示的结果。

◇ 将结果记录在本子上。

需要注意：

◇ 如果血糖试纸超过了保质期，会影响测试结果。

◇ 采血前需要洗净并擦干你的手，如果从其他部位采血，同样需要清洁皮肤。

◇ 如果采集手指的血样，扎手指的侧边而不是中间或指尖。

◇ 小心存放测试用具，不要放在湿度高的地方。

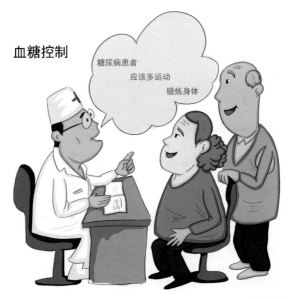

血糖控制

糖尿病患者应该多运动锻炼身体

你需要定期门诊随访来管理糖尿病，以减少或延缓糖尿病并发症的发生。每一次后续随访，需要带着你的血糖记录本，上面需要详细记录你的血糖值及其他信息，包括进食时间、服药或注射胰岛素时间（甚至服用其他药物的情况）、进食食物的种类和数量。 如果你有关于糖尿病的任何问题或疑惑，把它们列表记下来并在复诊时带给医生，向医生咨询。

体重指数

体重指数（BMI）是衡量你胖瘦程度的一个标准，它等于体重（kg）除以身高（m）的平方后得到的数字，中国人群正常参考值在 19 ~ 24kg/m^2，24 ~ 27kg/m^2 为超重，大于 28kg/m^2 为肥胖。 体重指数越高，患有高血压、冠心病、房颤、脑梗等心脑血管疾病的风险也就越高。

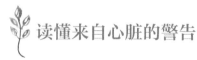 ## 读懂来自心脏的警告

严重的心脏病发作之前常常会释放一些症状来警告你，能否意识到心脏发出的求救信号至关重要。

心血管疾病的常见症状

包括胸痛、呼吸困难、晕厥、心悸、咯血、发绀及水肿等。

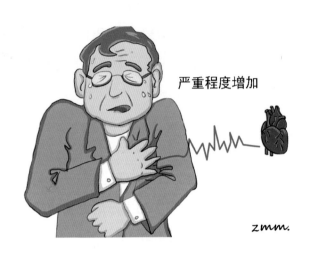

严重程度增加

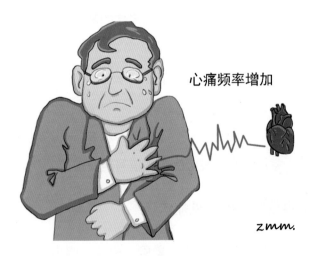

心痛频率增加

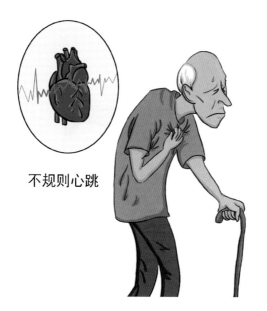

不规则心跳

zmm.

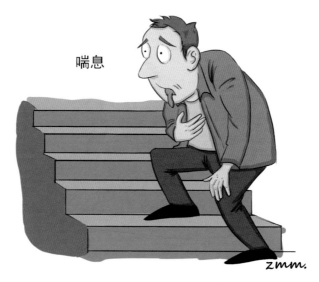

喘息

zmm.

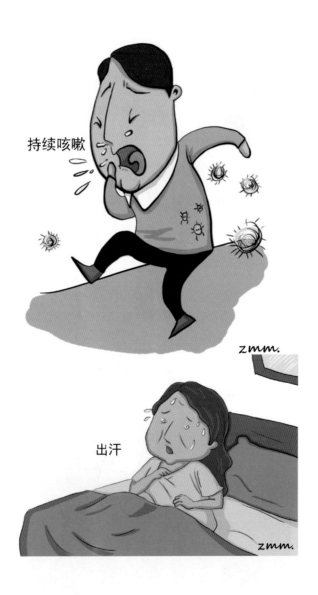

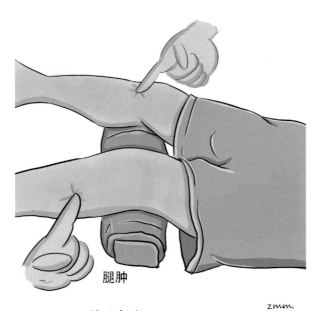

腿肿

缺乏食欲

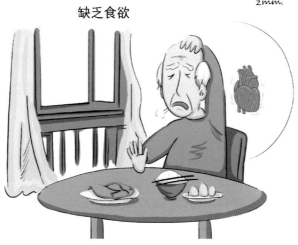

zmm.

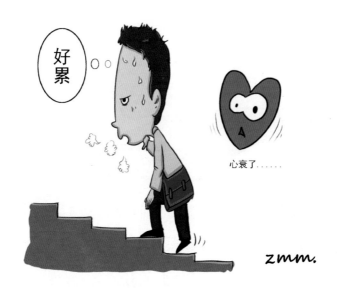

一些患者在从事体力活动或者承受情绪压力的时候会
出现胸闷胸痛或者其他不适，但是休息的时候又能略微好
转，这说明心脏疾病的症状还处于相对可控的范围。 除此
以外，我们还要警惕一些不常见的症状，例如一些心肌梗
死患者以恶心、呕吐、腹痛起病，或是疼痛放射至左肩、
左手，甚至是牙痛为主要症状。

常见的急性心脏病有急性心肌梗死、急性心衰、室颤等

急性心肌梗死的患者在发病前数日会有一些前驱症
状，如乏力、活动时心悸、气急、烦躁、心绞痛等。 心绞
痛有发作较以往频繁、性质较剧烈、持续较长、硝酸甘油
疗效差等特点。 心梗发作时，患者会突然感到胸口有一种

压榨样的闷痛，伴有烦躁不安、出汗、恐惧或濒死感。除此以外，低热、恶心呕吐甚至休克症状也会出现。当你或家人出现类似急性心梗的症状时，最重要的就是安全、迅速地转运到医院，一刻都不能耽误。

急性心衰的发作往往是突发严重的呼吸困难、端坐呼吸、烦躁不安，呼吸频率快，伴咳嗽咳痰，严重时会咯出粉红色的泡沫痰，患者有恐惧和濒死感。急性心衰时患者也会出现面色苍白、发绀、大汗、皮肤湿冷等休克症状。类似急性心梗，急性心衰的患者也必须尽早地送往医院治疗。

室颤是心脏性猝死的常见原因，发病时患者表现为突然倒地、意识丧失、抽搐、呼吸停顿、瞳孔散大、大动脉搏动和血压消失。如果在院外，应及时进行有效的心肺复苏并呼叫 120。目前，在上海人流密集的公共场所（如机场），某些大的地铁站甚至学校已经安装了 AED，在目击患者倒下时，旁人有效的除颤和心肺复苏能大大提高抢救的成功率。

如何寻求专业救助

如果你发现了身边有人出现急性心脏病的迹象或症状，不到万不得已不要自己开车送其去医院。心脏病发作的第 1 个小时是最危险的，因为出现的心律失常可能会导致心脏骤停。 但第 1 个小时内进行治疗也是最有效的，及时有效的心肺复苏可以大大提高生存率，但不幸的是，国内目前尚欠缺普通民众的急救训练，在很多情况下，因为等待医疗救助的时间太久了，且等待急救车时旁观者们往往手足无措，结果错失抢救的黄金时间。

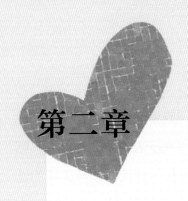

第二章

心 口 如 一

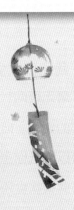

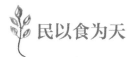

民以食为天

俗话说得好，民以食为天，吃是生活中最重要的组成部分之一。 本章拟帮助大家解答每天都要面对的问题：吃什么？ 怎么吃？ 对于你的心脏和血管而言，什么样的选择可能是更健康的？

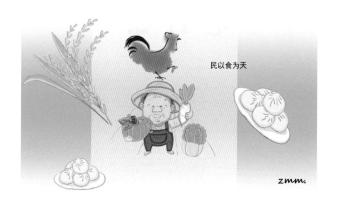

❤ 我需要饮食指导吗？

毫无疑问！ 所有人都需要健康的饮食！ 饮食能够改变你的血压、血脂、血糖，影响你的体重。 健康的饮食不仅可以降低你患心脏病的风险，如果你已经患有心血管疾病，健康饮食还有助于你的康复。

无论你是男是女，无论你年龄几何，无论你的身高体重，无论你有什么特殊的饮食习惯或者偏好，都可以参考本章，让你的饮食更健康！

年轻人不健康饮食得病

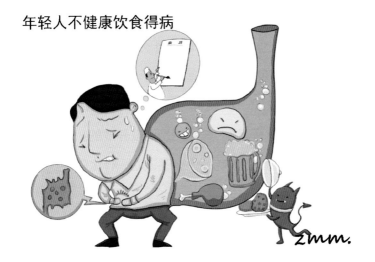

然而，有三点需要声明：

◇ 本章内容更侧重于心血管疾病患者的饮食指导，其他人群（痛风患者、糖尿病患者）仅供参考。

◇ 本章的具体方案不适用于儿童，尤其是5岁以下的儿童，他们处于生长发育的关键阶段，所需营养和成人有所不同。

◇ 基本原则是重要的，合适也是重要的，如您有任何疑问，请一定咨询您的医生，以获取最适合于您的建议！

💗 **我吃得健康吗?**

好了,如果您决定让饮食更健康,那么从了解自己开始吧!

检查你的饮食的各个方面:什么时候吃,吃什么,在哪里吃,吃了多少,怎样准备食物。回答了这些问题,你可能自己就能发现一些饮食习惯上存在的问题。但别担心——好习惯和坏习惯一样,都是可以养成的!

你需要知道什么该吃,什么不该吃,什么需要少吃。

红灯食物(需要尽量避免)

高盐食物:咸猪肉,咸禽肉,腌制的鱼肉,火腿肠,咸菜、酱菜等腌制产品。

高脂:肥肉,猪皮,禽类皮,奶油蛋糕,奶茶,炸薯条,方便面等。

高糖:月饼,西点,含糖饮料(奶茶、乳酸饮料、可乐、汽水),巧克力,蜜饯,冰激凌,爆米花等。

黄灯食物(适当摄入,注意总量)

奶类:全脂奶,调味奶,奶昔。

蛋类:茶叶蛋,卤蛋,皮蛋,咸蛋,炒蛋,荷包蛋等。

豆制品:油炸的各种豆制品,如油豆腐等。

海产品：煎炸或炒的等海鲜类，鱼罐头，鱼松等。

肉类：煎炸或炒的瘦肉类、家禽类，肉罐头，肉松，西式罐头，热狗，五花肉等。

主食类；炒面，炒饭，炒米粉，甜咸面包，汉堡，比萨等。

蔬果类：用大量油炒的蔬菜，炸蔬菜，泡菜，水果沙拉，水果罐头等。

绿灯食物（应该每天摄入）

奶类：脱脂奶，酸奶，低脂乳酪等。

蛋类：蒸蛋，白煮蛋等。

豆制品：豆浆，凉拌豆腐，卤豆干等。

海鲜类：清蒸或水煮的新鲜鱼虾等海河鲜类。

肉类：蒸、煮、炖、烤及水煮的瘦肉等。

主食类：米饭，馒头，汤面，年糕，烤地瓜，水煮玉米，低糖赤豆、绿豆汤，莲子汤。

蔬菜类：用少量的油炒的各种新鲜蔬菜。

水果类：新鲜水果，新鲜果汁。

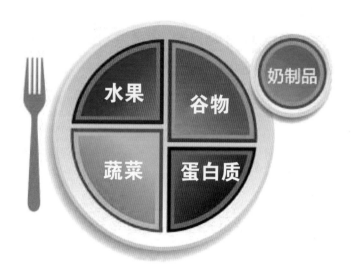

现在各个国家都在大力倡导健康饮食，美国政府发起了"我的餐盘"计划（来源：A Brief History of USDA Food Guides. https://www.choosemyplate.gov/brief-history-usda-food-guides. Assessed date：13 Feb 2018.），这个餐盘形象体现出我们应该吃什么，吃多少。其中，蔬菜和水果的摄入量必须达到摄入总量的一半。建议吃水果而不是喝果汁。蔬菜的种类要多样化，做到按季节变化。全谷物食物要占淀粉类食物摄入量的一半。蛋白质的摄入量略低于谷物类食物的摄入，并且蛋白质的来源要多样化，每天摄入一杯奶制品，首选脱脂或低脂奶制品。平时尽量喝水，不要喝各种含糖饮料。在烹饪过程中注意做到少油（主要是饱和脂肪酸）和少盐。

♥ 我能做些什么？

许多人错误地认为，健康的饮食意味着清汤寡水没有滋味，吃似乎成了毫无乐趣的事情。但事实证明，只需要牺牲比你想象中少很多的口感，就可以明显降低心脏疾病发生的风险。

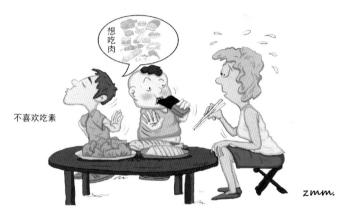

你没必要像素食主义者那样完全不吃肉，也没必要像苦行僧那样除了粥和小菜什么都不吃——实际上，这些我们都不赞成。改变你的饮食习惯的确是一个挑战，但这并不是说你永远不能吃红烧肉或冰糖蹄膀，而是大部分时间应该选择更健康的食物——如自己喜欢吃的蔬菜、水果、鸡肉、虾或鱼肉，而不是肥肉、奶油蛋糕、糖果。

比如，你可以试试这样：

◇ 给自己定个小目标，为了拥有健康的身体和强壮的心脏，一步步走下去。

◇ 不断尝试新的心脏健康食谱，定期更换，丰富你的餐桌。

◇ 挑战不同的食物吧！ 或许对黄瓜完全提不起兴趣的你，遇到番茄、冬瓜、丝瓜就觉得遇到了真爱呢，不爱吃鸡胸肉的你，也许看到清蒸鱼或白灼虾就胃口大开呢。

◇ 吃饭要定时定量，而不是因为其他什么原因——快乐、悲伤、愤怒、喜悦，这很容易造成暴饮暴食。

◇ 不要在饿过头的时候吃东西，而且一旦吃饱就不要再吃任何东西了。

◇ 把时间放宽，不要斤斤计较于每天吃了什么，而要看更长一段时间——比如 1 周，这样，每天的小小波动或许就会自己消失了呢。

◇ 请做到每天吃早餐。

请记住，偶尔疏忽或者忘记并不要紧，不要自责，你花了大部分时间在做的事情才是更重要的！ 如果你大部分时间都坚持健康的饮食，也可以偶尔放松一下给自己一些奖励。

好了，下面让我们开始进入健康的饮食吧!

 ## 关于饮食的那些事

♥ 基本的营养素是哪些?

在开始正式的饮食推荐之前，我们首先要了解一些基本概念，了解我们的身体到底需要些什么。

总的来说，人体需要的营养素主要有六大类，分别是：

碳水化合物

又称糖类，是身体最主要的能量来源。请注意：此糖非彼糖，不是生活中普通概念里甜甜的"糖"，而是泛指由几种特定的元素（碳、氢和氧，由于氢氧的比例为 2:1，和水一样，故称为碳水化合物）组成的物质。所以，我们用碳水化合物指代这种身体需要的能量物质，用"糖"这个字来指代生活中那种甜甜的糖。

脂类

包括油脂和类脂。油脂一般指甘油三酯，类脂包括胆固醇等等，查过血脂的人对这些一定不陌生。简单地说，

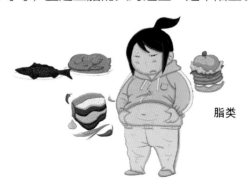

脂类

zmm.

炒菜用的油、买的肉上面白色的脂肪块，都属于这一类。
不过，脂类可是人体重要的营养素之一，不是所有的脂肪
都是有害的，有些是人体不可缺少的。 怎么区别好脂肪和
坏脂肪，请在后文仔细寻找哟!

蛋白质

是由氨基酸组成的生物大分子，也是人体必不可少的
营养素——人体的基本功能都需要蛋白质来完成!

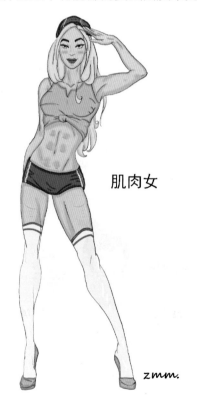

肌肉女

维生素

虽然不产生能量，但它们是维持正常生理功能必需的，也是食物中必不可少的一大类物质。请注意，维生素过多或者过少身体都可能出问题哟，至于要不要专门补充维生素，后面会有专门解答。

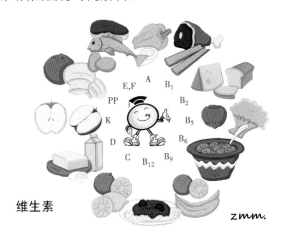

维生素

矿物质

大家对矿物质中最眼熟的一个词应该是"微量元素"吧。其实除了微量元素，还有一个概念叫"常量元素"。常量元素也很重要，如钙、钾、钠等。无论是常量元素还是微量元素，都需要合理摄入以满足身体所需，却又不应过量。

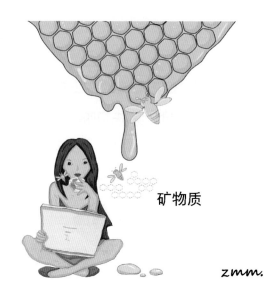

矿物质

水

无需多说，水是生命之源！ 每个人每天都需要饮用一定量的水，但不同患者的需求可能不同。 如对于心衰患者

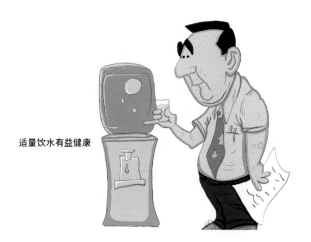

适量饮水有益健康

而言，每日的饮水量就需要一定的限制，否则可能加重病情；而对其他心脏患者而言，每日一定量的水是有益于身体健康的。

好啦，对六大类营养素做了一个简单的描述。后面还会反复出现这几个词，无需专门去记忆，现在有个基本的印象就好啦。随着我们的步伐，继续一起前进吧！

❤ 怎样吃才健康？

中国 2016 膳食指南要点

食物多样，谷类为主

吃动平衡，健康体重

多吃蔬果、奶类、大豆

适量吃鱼、禽、蛋、瘦肉

少盐少油，控糖限酒

杜绝浪费，兴新"食尚"

吃什么,看过来!

水果和蔬菜：绿色的，健康的！

大米、面粉、土豆、红薯：请重视淀粉类碳水化合物。

牛奶及乳制品：富含蛋白质和钙。

豆子、鱼、禽类和瘦肉：优秀的蛋白质来源。

适量的油：我们也需要不饱和脂肪酸。

注意喝水：水是生命之源。

红色警报！　高油、高盐或高糖的食物。

胆固醇：注意适量，并非洪水猛兽。

怎样避免吃得不健康？

◇ 仔细阅读食品标签，知道所买的食物含有哪些营养素，比例是多少。

◇ 明确自己到底需要吃多少，根据自己的体型、运动量决定自己的食量。

◇ 少吃盐，少吃糖，少吃饱和脂肪酸。

举例：每天吃什么

根据膳食宝塔推荐，运动量以每日活动 6000 步为例。

◇ 油 25~60g，盐 6g；

◇ 奶类及奶制品 300g；

◇ 大豆类及坚果 30~35g；

◇ 畜禽肉类 50~70g；

◇ 鱼虾类 50~100g；

◇ 蛋类 25~50g；

◇ 蔬菜类 300~350g；

◇ 水果类 200~400g;

◇ 谷类薯类及杂豆 250~400g;

◇ 水 1200ml。

 ## 健康饮食是享受

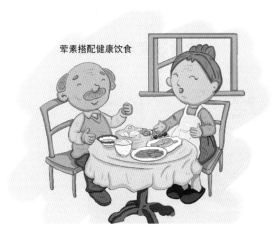

荤素搭配健康饮食

zmm.

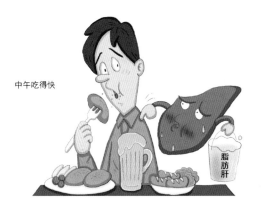

中午吃得快

脂肪肝

zmm.

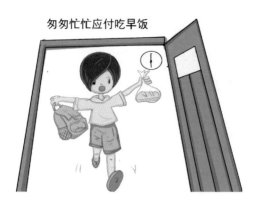

匆匆忙忙应付吃早饭

饮食改变身体健康

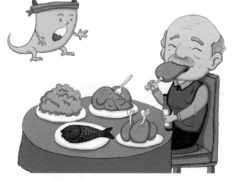

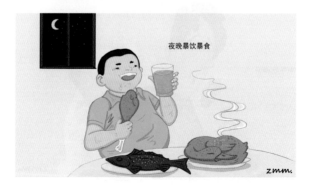

夜晚暴饮暴食

💗 **每日小贴士**

◇ 必须保证每日蔬菜的摄入量。

◇ 每天都吃早餐，开启元气满满的一天。

◇ 保证饮食中有充足的全谷物食物。

◇ 减少摄入不健康的脂肪。

◇ 注意食物的多样和均衡：没有一种食物是万能的。

💗 **常见问题解析**

油类和脂肪都是有害的吗?

所有的脂肪，不论好的和坏的，都是高热量的。 吃大量的含油类和其他脂肪类的食物可以导致体重问题。 它也会影响或导致一些其他健康状况，如心脏病和脑卒中（中风）。

但你知道吗，一些脂肪比其他食物"更好"？ 比起其他的选择，吃少量的某些脂肪对你并没有坏处。

不饱和脂肪：在室温下不饱和脂肪呈液态。 它们包含以下几种：

-单不饱和脂肪：包括橄榄油、菜籽油和花生油，再加上牛油果和坚果，如杏仁，腰果，花生，核桃，开心果。

-多不饱和脂肪：包括玉米、红花、葵花籽、芝麻，大豆和棉籽油。 亚麻籽和胡桃也是这类脂肪的其他来源。

饱和脂肪：饱和脂肪通常在室温下是固体的。 它们包含在含动物脂肪的食物中，如肉，蛋和奶脂肪。它们也包含在一些蔬菜中，如棕榈油和椰子油、可可脂、白奶油（如 Crisco），以及氢化脂肪。

氢化脂肪：氢化脂肪在室温下呈固态。它们可以在白奶油、人造黄油、烘烤食品、休闲食品如薯片、饼干、加工食品和油炸食品中。

氢化是将液态油转变为固体脂肪的化学过程。

反式脂肪：反式脂肪和部分氢化脂肪在室温下是固体的。它们可以出现在食品如人造黄油、人造奶油、非乳制奶精、糕点、烘焙食品、休闲食品和一些糖果中。

反式脂肪是最糟糕的脂肪。饱和脂肪和氢化脂肪仅次于反式脂肪，反式脂肪提高了你的"坏胆固醇水平"，也被称为低密度脂蛋白胆固醇，这是一种能增加心脏病发作风险的胆固醇。

饱和脂肪会同时提高你的坏胆固醇（低密度脂蛋白）和好胆固醇（高密度脂蛋白）水平。高密度脂蛋白胆固醇是一种有助于降低心脏病发作风险的胆固醇。

近年来，许多食品生产商已经从他们的产品中把反式脂肪剔除出去了。

如果你想在你的日常饮食中做一个大的改变，那就找到饱和脂肪并开始做出不同的食物选择。下列这些流行的食品中都含有饱和脂肪，如奶茶、冰激凌、奶油蛋糕，比萨饼、汉堡包、牛排、炸薯条等，避免摄入这些食物就是选择健康的饮食。

让零食也健康

零食也是膳食组成的一部分，很多人有吃零食的习惯，特别是在加班工作时，或者来不及吃正餐时，零食也能代替和补充人体能量和营养的需求。

水果、蔬菜、面包、燕麦、牛奶，以及富含蛋白的食物，如奶酪、肉等都是基本的健康零食。

把健康零食放在容易找到或明显的地方。将碗里的新鲜水果放到厨房台面或者将干果包裹后放入甜品罐。在橱柜或冰箱里预留出空间，这样很容易找到健康零食。

尽量多地选择水果或蔬菜作为零食（但是糖尿病患者需要注意糖分的摄入量），如葡萄、猕猴桃、小胡萝卜、含糖酸奶、苹果和圣女果。

也可以考虑自己制作零食，这样种类丰富，还可以做自己最爱的食物。比如，将水果和蔬菜烘干，清脆爽口；用全麦来做糕点，满口的纤维素；牛奶、香蕉、黄瓜，一个搅拌机，来一杯自制的水果奶昔。这些都是富含营养的健康零食。自制零食的时候切记：低油！少糖！

尽可能地发挥你的创造力吧。 比如，仅仅靠一个微波炉，既可以来一份甜甜的烤红薯，也可以不放糖，自制一份金黄的爆米花，还可以用天然的椰汁加上南瓜杏仁，做一碗清香扑鼻的南瓜杏仁露。 有无数的健康美食等着你创造！

还有很多的问题，诸如：

◇ 能不能喝酒？

◇ 外出吃饭怎么办？

◇ 我需要额外补充维生素和矿物质吗？

◇ 生病后要不要"补一补"？

不妨自己动手去查一查，你就可以更加深刻地了解这些问题了。

💙 特殊人群饮食注意要点

患有高血压、糖尿病、高脂血症、心功能不全的人群：

当你出去吃饭时，遵循提示可降低脂肪和钠的摄入。尽量选择少盐的食物，并考虑餐馆食物的分量。 对于不同疾病所需要做到的低钠、低糖及低脂饮食，以及心衰患者的液体量控制也是需要格外注意的。 具体的要求可以咨询你的主管医生。

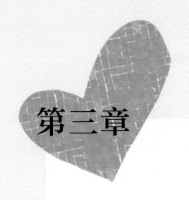

第三章

生命在于运动

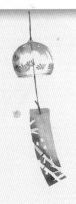

合理运动对健康的影响

众所周知，运动促进健康。 随着年龄的增长，运动能力和生活质量会下降，但是，坚持运动可以帮助我们维持良好的身体素质和生活品质。 即使从老年才开始运动，也可以使你变得更强、更灵活和更有耐力。 下面我们来看看运动到底能给我们带来哪些好处：

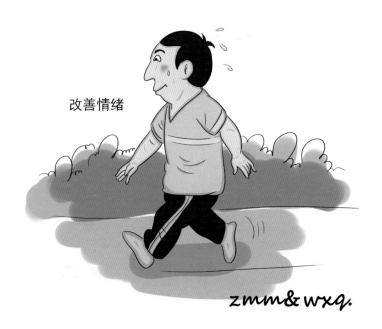

改善情绪

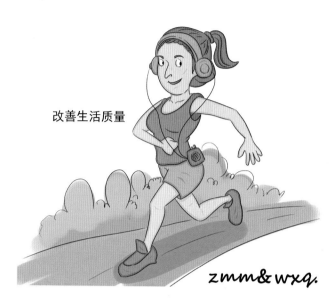

改善生活质量

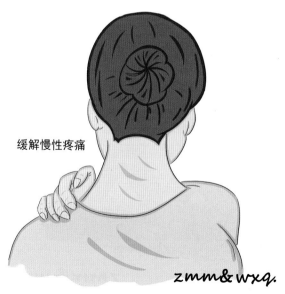

缓解慢性疼痛

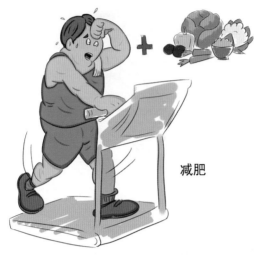

减肥

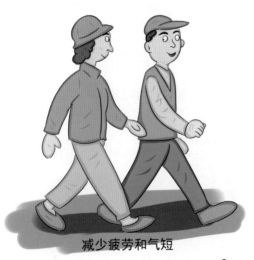

减少疲劳和气短

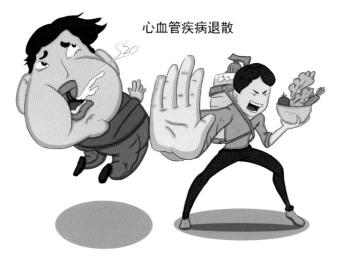

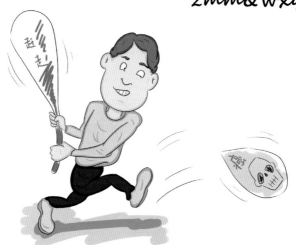

降低一些疾病的发病率

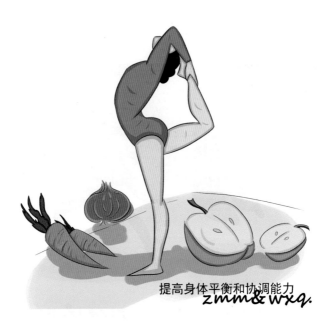

提高身体平衡和协调能力

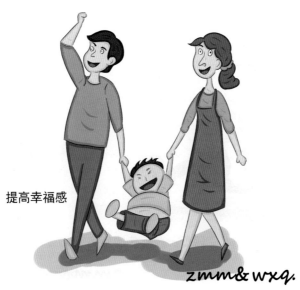

提高幸福感

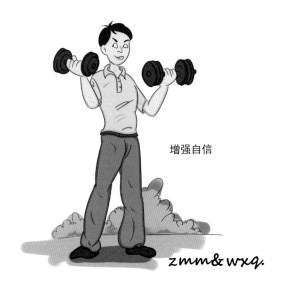

增强自信

zmm&wxq.

　　这里只是列举了一部分运动带来的好处，适当的运动绝对有益！

　　很多人都会有这样的观点，只有在健身房进行大量的锻炼才能有利于身体健康。 这是不对的，事实上，花上比你想象中少得多的时间和强度来运动就能明显降低心脏疾病发生的风险。 也就是说，即使你达不到运动指南中建议的每天中等强度 30 分钟，任何时间任何运动实际上都能帮助你的心脏保持健康。 而且你一旦开始了运动，你就会慢慢体会到运动带来的轻盈体态和美妙心情，也会自然而然爱上运动，从而能够不经意间完成更多运动，心脏病发病的风险也会离你越来越远。 但如果随意地停止运动，2 周后心功能的改善就会开始减少，5 周后运动的效果就会失去一半，甚至完全消失。所以健康，且有效的运动方式，一定是在自己喜欢和能承受的运动中长期持久地坚持下去。

 ## 运动的形式和强度

选择一个适合自己的运动形式非常重要，不喜欢的运动形式只会让你越来越"痛恨"运动。首先，你要明白自己喜欢什么类型的运动？打球、游泳、跑步、跳舞，甚至散步、遛狗、做家务、种种花花草草，上述这些活动都可以成为你爱好的运动形式，记住，只要动起来就比"坐着不动"好。其次，你需要给自己制订一个非常具体的小目标，并且随着自己体力的增加而进一步制订新的目标。下面是一些简单的目标：

◇ 在每天正常久坐的时间中，把其中的 10 分钟（或更长时间）改为活动时间，比如开会时边走边说，午休时举举哑铃，站着看电视并做一些简单的体操。

◇ 参与一项自己认为是有趣和充满欢乐的活动或锻炼项目。

◇ 每周安排规律的活动锻炼时间，包括具体的活动内容、时间、地点和时长。

不过，在进行你的运动计划时，要以不引起身体不适为前提，如果存在以下症状时，立即停止锻炼活动并且及时向医生寻求帮助：

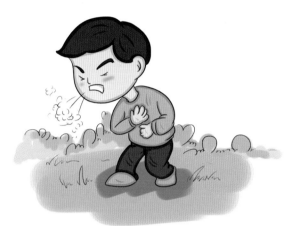

严重呼吸困难

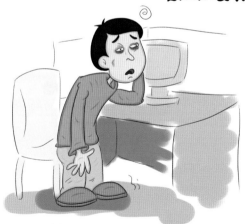

极度疲劳（运动60分钟内不能恢复正常）

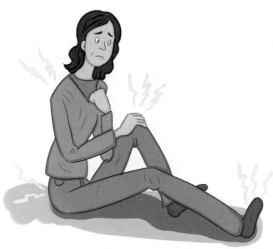

疼痛、胸闷或胸痛，手臂、下巴、颈部、肩部或背部有压迫感或疼痛

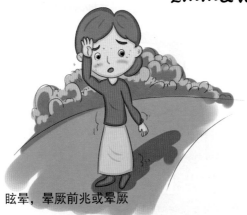

眩晕，晕厥前兆或晕厥

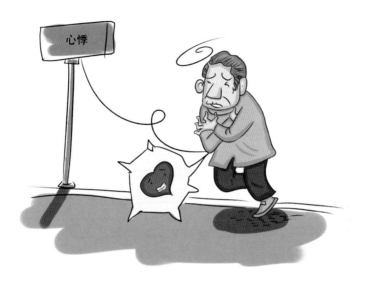

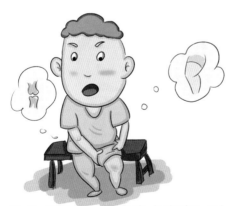

关节或肌肉出现疼痛或疼痛加剧

关于上述的运动形式，我们可以大致总结为两种，一种是非正式的（将简单的活动融入日常生活中），另一种是正式的（把有计划的、有规律的运动作为每周日常生活中的一部分）。

非正式的运动

非正式的运动可以很容易地成为你日常生活的一部分。 通过将简单的活动融入你一天的生活中，可以获得许多有益健康的好处，特别是降低冠心病发生的风险。 非正式的运动可以包括：

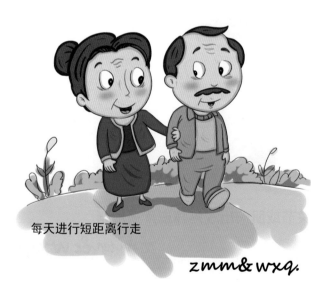

每天进行短距离行走

zmm&wxq.

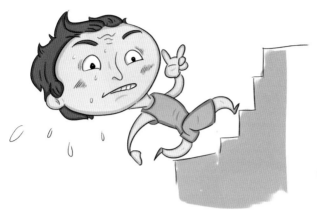

不管什么时候，尽量爬楼梯

做家务

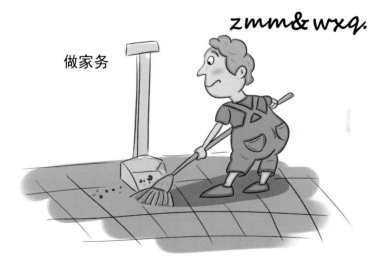

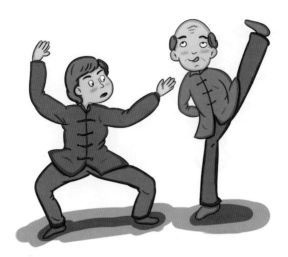

参与体育运动如太极，广场舞

zmm&zmm.

正式的运动

正式的运动锻炼可以帮助你进行规范化的健身，从而获得与健康相关的好处。 一个正式的运动计划包括不同的运动类型，需要有计划、有规律地进行，使之成为每周日常生活中的一部分。 其内容包括：

力量锻炼

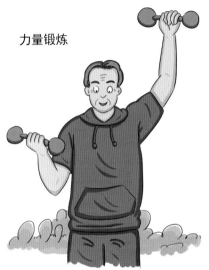

灵活性锻炼

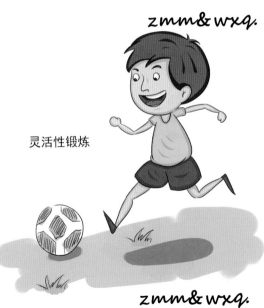

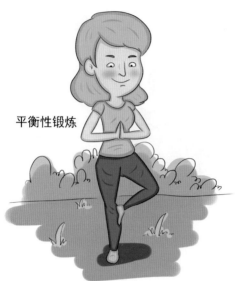

平衡性锻炼

zmm& wxq.

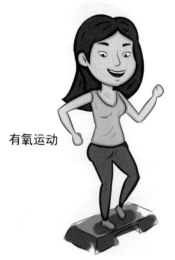

有氧运动

zmm& wxq.

冠心病患者的运动方案制订

🫀 生命在于运动

　　缺乏体育运动与吸烟、高血压、高血脂等相似，是冠心病发生的一个危险因素。 冠心病与体育运动能量消耗的关系很大，缺少运动锻炼的人更容易患冠心病。 因此，有人把运动锻炼称之为"冠心病的解毒剂"。 运动对于预防冠心病和冠心病患者的康复是大有裨益的：

　　◇ 扩张冠状动脉血管，促进侧支循环的形成，改善心肌供血，增加心脏泵血功能。

　　◇ 降低血甘油三酯、低密度脂蛋白胆固醇水平，提高高密度脂蛋白胆固醇水平，防止动脉粥样硬化的形成及其继发的冠心病。

　　◇ 实现减肥的重要方式。

　　◇ 改善骨骼肌代谢，减少运动时的能量需求量，减轻心脏负荷，增加心功能储备，改善体力。

　　◇ 防治高血压的有效辅助方法。

　　◇ 放松情绪，增加冠心病患者的生活乐趣。

🫀 冠心病患者应该怎样进行运动呢？

　　如果你是冠心病患者，可不要盲目地去进行运动，运动对心脏的影响如同一把双刃剑，冠心病患者的运动必须科学合理，否则无益而有害。

运动强度

冠心病患者的运动方式以有氧运动效果最佳，如快走、慢跑、打太极拳、徒手体操、游泳、水中健身操和骑自行车等有氧运动。 运动强度应使自己心率范围保持在最大心率的 60%～70% 内，即（220-年龄）×60%～70%。 例如，一个 60 岁患者运动时心率范围应保持在（220-60）×60%～70% =96～112 次/分。 要避免紧张激烈的、竞争性的体育活动，如球赛等。 运动前后应进行 5～10 分钟热身，运动后也应进行 5～10 分钟放松拉伸活动，使心率变化适应运动强度的变化，避免运动后出现不适反应。

运动时间

因清晨和上午交感神经张力高、血压高、冠状动脉张力高，上午 5～11 时容易发生心绞痛、心肌梗死及猝死等心血管事件，因此，冠心病患者的运动时间建议最好选择在下午或晚上。 如果有些人习惯清晨锻炼，在锻炼前最好空腹喝一大杯水；一般在餐前餐后不宜活动。

运动量

冠心病患者开始运动时可每次持续 15~20 分钟，以后增加至 40~50 分钟，包括运动前准备活动及运动后的恢复整理时间。 其中达到运动强度后，应坚持运动 20 分钟。若一开始不能坚持，则应该从能耐受的时间循序渐进，持之以恒。

运动频率

冠心病患者每周至少练习 3 次或隔日进行运动。 体质较好者，运动后又不感觉疲劳的患者可坚持每天运动。

运动环境和天气

自然环境是影响锻炼效果的重要因素，宜在公园、林间、草地、田野等空气新鲜和环境清静处进行。 要注意季节变化：过冷或过热季节、刮风下雨等天气突变情况下，应适当减少运动量。

冠心病患者运动时注意事项

◇ 运动前后避免情绪激动。

◇ 运动前不宜饱餐。

◇ 运动要循序渐进，持之以恒。

◇ 运动时应避免穿得太厚，影响散热，增加心率。

◇ 运动后避免马上洗热水澡。

◇ 运动后避免吸烟。

 急性心肌梗死术后运动方案的制订

如果患上了心肌梗死，很多人都觉得自己不能再进行运动了。其实不然，心梗患者也可以通过运动康复来改善心脏功能。下面我们来了解一下心梗术后运动康复的方法。

心梗的支架手术仅完成了心肌梗死治疗的一半，另一半则是长期的药物治疗和心脏康复。心肌梗死患者长期卧床或者少动会导致全身功能废退，以及心功能的进一步恶化，而运动康复可以纠正机体的废退状态。据美国 63 项对总共 14486 例冠心病患者的调查报道，与没有进行康复治疗的患者相比，接受康复治疗者死亡率减少 31%（来源：Jolliffe JA1, Rees K, Taylor RS, Thompson D, Oldridge N, Ebrahim S. Exercise-based rehabilitation for coronary heart disease. Cochrane Database Syst Rev. 2001；(1)：CD001800.）。

但是心肌梗死患者进行不恰当的运动会存在很多风险，

不恰当的运动可以导致心脏过度使用性损伤，这种损伤可能会带来危险的心律失常、冠状动脉斑块形成加速、心脏早衰、心肌纤维化、斑块破裂和急性冠状动脉血栓等，甚至引起心源性猝死。因此，心肌梗死患者运动更需科学谨慎。

同普通的心脏康复一样，急性心肌梗死患者的康复治疗，也包括住院期、出院后早期、后期恢复期、终身维持期四个阶段，每个阶段的"目标"和"训练强度"也各有不同。

住院期

◇ 心肌梗死发生后 1 周内 24 小时绝对卧床休息，若病情稳定无并发症，24 小时后可允许患者坐床边椅。

◇ 咨询医生进行腹式呼吸，进行关节被动与主动运动。

◇ 旁人协助下洗漱、进餐。

◇ 在活动耐力范围内，要鼓励患者进行部分自理活动，以增加自我价值感，逐渐过渡到床边活动。

◇ 心肌梗死后第 5~7 天后根据病情可病房内行走，室外走廊散步，做医疗体操，在旁人帮助下如厕、洗澡，试着上下一层楼梯等，直至在病房中，能够自如地完成进餐、剃须等日常生活自理活动。

出院后早期

◇ 出院后第 1 个月的活动量应保持在出院前的活动量。

◇ 第 2 个月后活动量逐渐增加，如室外散步、做保健操、打太极拳、快慢交替走等。

◇ 无论做什么活动，都必须以不出现心慌、气短、心前区疼痛、憋闷、心率每分钟小于 120 次为原则。

◇ 最佳方式是快慢结合步行，10 ~ 15 分钟/次，3 ~ 4 次/周。

后期恢复期

一般在出院后 6 ~ 12 周开始，持续 3 ~ 6 个月。 患者可以在医学监护下锻炼（二级医院或三级医院的心脏康复中心），并继续接受营养、生活方式、控制体重方面的健康教育和咨询。

终身维持期

学会了正确的锻炼方法及健康的饮食和生活方式后，不再需要医学监护，只需终身维持健康状态，按时按量服用药物，并定期接受随访。

目前主张心肌梗死患者应以有氧运动为主，如慢跑、游泳、快步走、太极拳等。尽量避免无氧运动，如短跑、举重、投掷、跳高、跳远、拔河、俯卧撑、潜水、肌力训练（长时间的肌肉收缩）等。

如果有专业康复医师制订好运动处方，我们可以按照医师制订的运动处方执行，但是如果运动过程中出现胸闷、气短、头晕或者其他不适感觉，应立即停止，避免过于"坚持"。

"闻鸡起舞"是大多数人的健身习惯，但对于患有心肌梗死的患者来说，这个习惯却很容易引发危险，极易造成心梗再发。清晨是心脏病发作的高峰期，在一天 24 小时中，每天上午 5 ~ 11 时为心脏病发作的高峰期，心绞痛和猝死都多在上午 9 时左右发生。鉴于此，心肌梗死患者进行体育运动最好避开心脏病发作的"清晨峰"，安排在晚上或下午为好。从人体生理学的角度看，无论是体力的发挥，还是身体的适应能力和敏感性，均以下午或黄昏时分为佳。

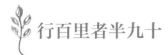 行百里者半九十

相信每个人都了解运动是重要的，但是开始和坚持一

份运动方案或者积极的生活方式往往是说比做容易，下面我们列举了一些常见的运动障碍，并提供了解决它们的一些实用的技巧，帮助你克服这些障碍。

我没有时间运动

运动时间是一个常见的运动障碍，其实日常生活中处处都可以挤出时间，大多数情况下，时间真的不是问题，而是你自己夸大化了。 为了克服这一障碍，你可以这样做：

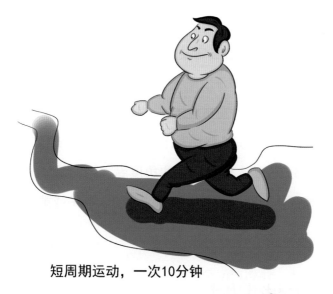

短周期运动，一次10分钟

zmm& wxq.

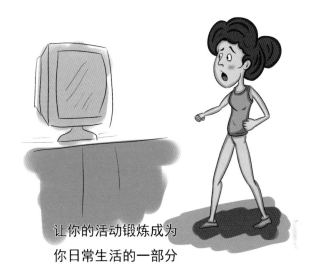

让你的活动锻炼成为
你日常生活的一部分

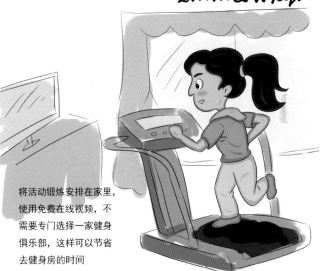

将活动锻炼安排在家里，
使用免费在线视频，不
需要专门选择一家健身
俱乐部，这样可以节省
去健身房的时间

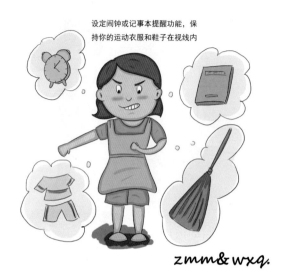

设定闹钟或记事本提醒功能，保持你的运动衣服和鞋子在视线内

运动很无聊

长时间进行简单反复的运动确实会让人觉得无聊，但是在运动中，你可以这样做：

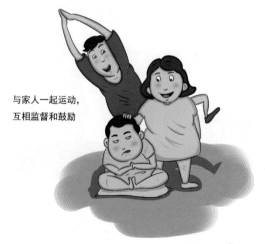

与家人一起运动，互相监督和鼓励

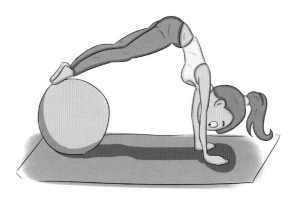

多多尝试新的运动方式

zmm & wxq.

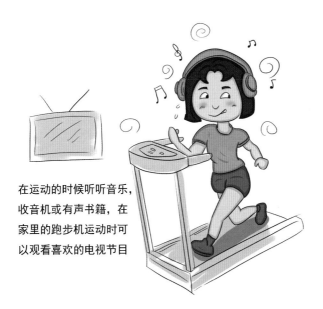

在运动的时候听听音乐，收音机或有声书籍，在家里的跑步机运动时可以观看喜欢的电视节目

zmm & wxq.

我不喜欢运动

相信我，恰当的运动是绝对有益的，如果你想要更加健康，想要更好地生活，那么，动起来吧，这里提供了一些小技巧让你能感受到运动带来的愉快并且喜欢上运动：

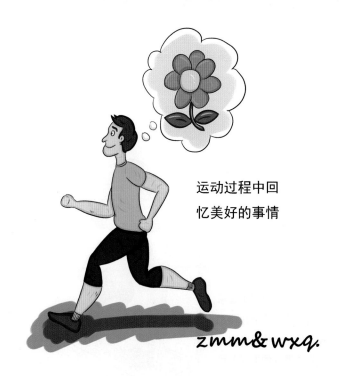

运动过程中回忆美好的事情

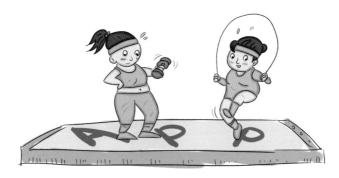

使用在线课程教学视频

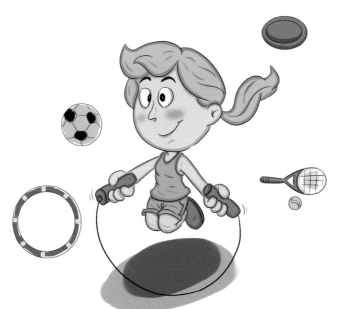

多多尝试各种各样的运动方式

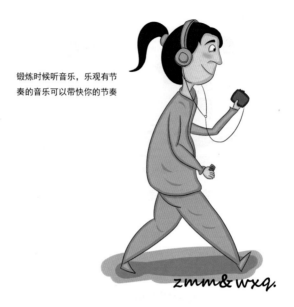

锻炼时候听音乐，乐观有节
奏的音乐可以带快你的节奏

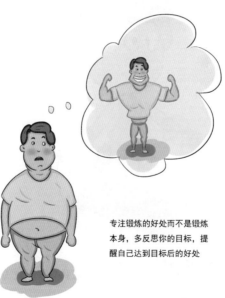

专注锻炼的好处而不是锻炼
本身，多反思你的目标，提
醒自己达到目标后的好处

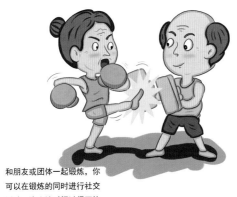

和朋友或团体一起锻炼，你可以在锻炼的同时进行社交活动，这会让时间过得更快，减少无聊或痛苦

运动时我很沮丧

沮丧感常常来自没有达成希望的目标，或者不能看到自己的进步，缺乏信心，对此，你可以这样做：

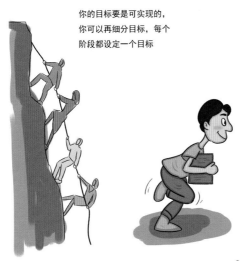

你的目标要是可实现的，你可以再细分目标，每个阶段都设定一个目标

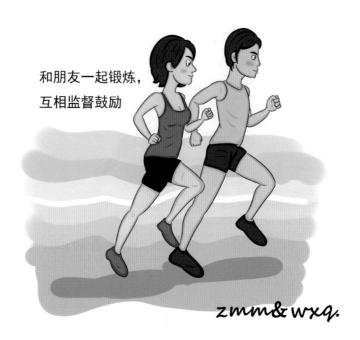

和朋友一起锻炼,
互相监督鼓励

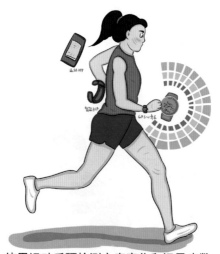

使用运动手环检测心率变化和记录步数

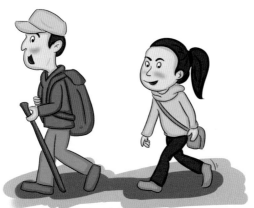

在每一次活动中，多想想自己的
身体在那一刻得到的好处

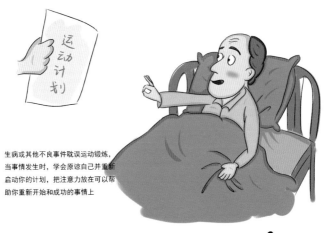

生病或其他不良事件耽误运动锻炼，
当事情发生时，学会原谅自己并重新
启动你的计划，把注意力放在可以帮
助你重新开始和成功的事情上

天气恶劣时怎么办?

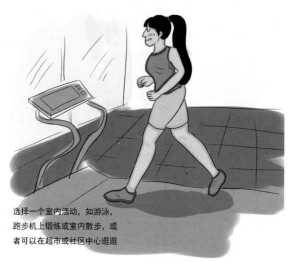

选择一个室内活动,如游泳,
跑步机上锻炼或室内散步,或
者可以在超市或社区中心逛逛

zmm& wxq.

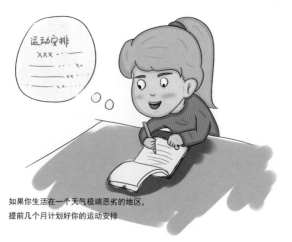

如果你生活在一个天气极端恶劣的地区,
提前几个月计划好你的运动安排

zmm& wxq.

在别人面前运动很难为情

试着放下这种想法，大多数人是支持你锻炼的。 而且，是避免有可能的尴尬重要还是身体健康更重要？ 其实，一旦你开始了运动，你就会发现，运动锻炼并没有你想象的那样尴尬。 假如你特别介意在别人面前运动，你可以试着这些办法：

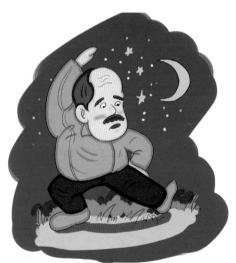

在傍晚或晚上没人的时候，
空旷的地方进行锻炼

zmm&wxq.

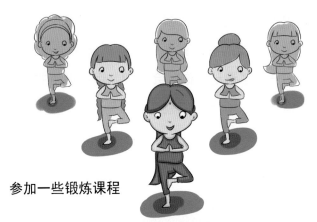

参加一些锻炼课程

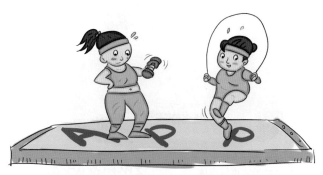

使用在线课程教学视频

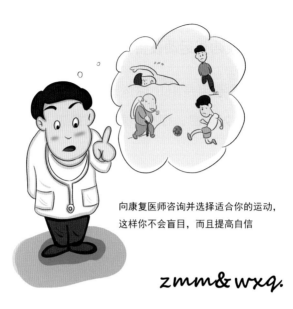

向康复医师咨询并选择适合你的运动，
这样你不会盲目，而且提高自信

zmm & wxq.

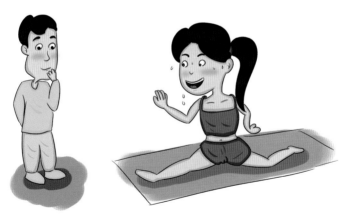

随着你运动锻炼的渐入佳境，
你的难为情会慢慢消失并且变
得自信起来

zmm & wxq.

去健身房或购买运动设备太贵了

如果你觉得费用是阻止你运动锻炼的唯一原因，那么，告诉你一个好消息，你根本就不需要加入健身房或购买健身器械：

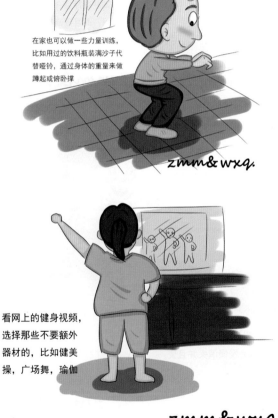

在家也可以做一些力量训练，比如用过的饮料瓶装满沙子代替哑铃，通过身体的重量来做蹲起或俯卧撑

zmm&wxq.

看网上的健身视频，选择那些不要额外器材的，比如健美操，广场舞，瑜伽

zmm&wxq.

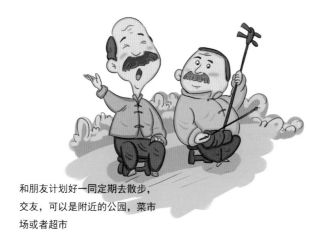

和朋友计划好一同定期去散步，
交友，可以是附近的公园，菜市
场或者超市

zmm& wxq.

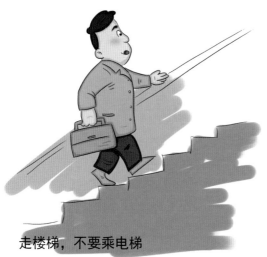

走楼梯，不要乘电梯

zmm& wxq.

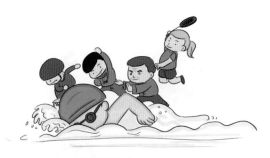

如果你的孩子在参加一些体育活动，
不要光在旁边看着他们，加入他们

zmm&wxq.

 ## 何时及如何调整你的运动状态

在运动时，要以不应该感到疼痛不适为前提，当出现以下症状时，一定要及时停止并且向医生寻求帮助：

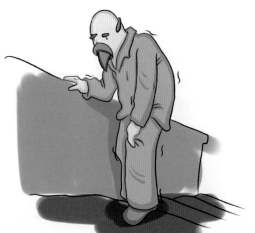

疼痛、胸闷或胸痛，手臂、下巴、颈部、肩部或背部有压迫感或疼痛

zmm&wxq.

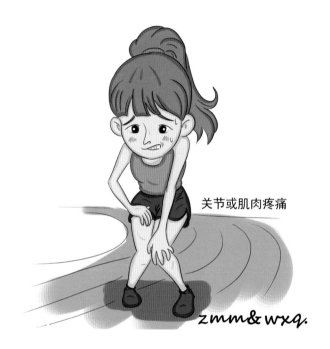

关节或肌肉疼痛

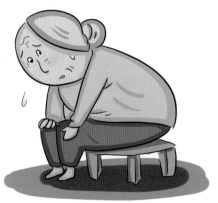

极度疲劳

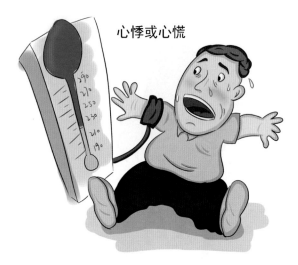

心悸或心慌

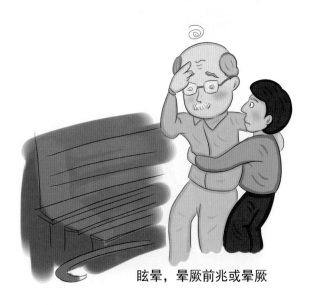

眩晕，晕厥前兆或晕厥

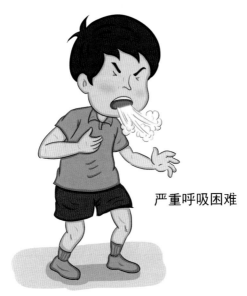

严重呼吸困难

那么我们如何才能避免运动带来的身体痛苦，以及如何预防上述严重症状的发生呢？

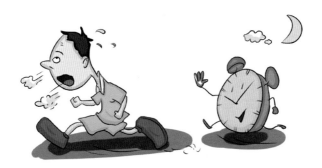

运动锻炼一定要循序渐进，不可盲目

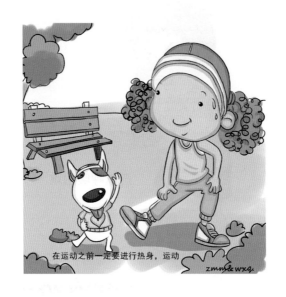

在运动之前一定要进行热身，运动

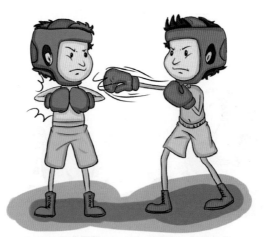

在进行强度稍大的运动时要佩戴防护用具

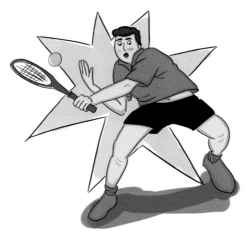

大幅度的变向运动（网球，足球）

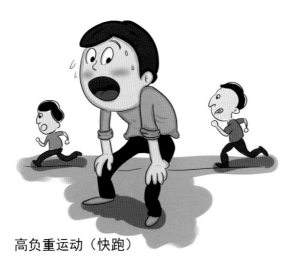

高负重运动（快跑）

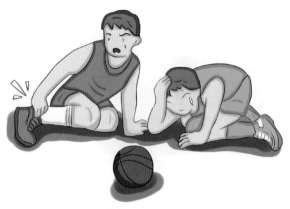

含有大量的跳跃（篮球）

zmm&wxq.

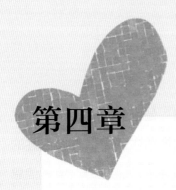

第四章

小不改而乱大谋

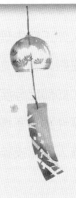

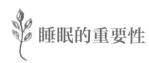

睡眠的重要性

"晨兴理荒秽，带月荷锄归"是中华上下五千年文化的缩影；日出而作，日落而息的规律生活习惯在老百姓的脑海里根深蒂固。然而，随着生活水平的提升，电子信息设备和发展型消费方式逐步改变着人们的生活习惯。再者，随着生活压力的不断增加，人们也需要不断地透支睡眠时间去完成额外的工作学习任务。

💗 **睡眠时间逐步被蚕食，健康问题也就越来越突出**

睡眠不足不仅会导致精力不足、情绪低沉、反应下降、记忆力与学习能力减退等亚健康状态，更重要的是，睡眠不足会危害人体健康，导致疾病。但是，人们常常忽视了睡眠问题对健康的危害。频繁或持续的睡眠不足可引起人体正常生理过程昼夜节律紊乱，导致人体代谢紊乱，如血脂异常、血压升高等，增加心血管疾病、肥胖、糖尿病和抑郁症等疾病的患病风险。睡眠不足还会使得心脑血管事件发生率增加，最典型的例子莫过于经常在新闻上看到有人因熬夜猝死。

长期的睡眠不足会使得你的身体处于亚健康状态

◇ 对你的免疫系统产生负面影响，让你患病的风险增加；

◇ 导致长期疲劳（慢性疲劳）；

◇ 增加你患情绪问题的风险，如抑郁和焦虑；

◇ 使你难以思考、专注、记忆和学习；

◇ 对你的工作或在学校的表现产生负面影响；

◇ 对你的人际关系产生负面影响；

◇ 缩短你的寿命。

好的睡眠可以帮助你，它可以

◇ 改善你的精神、情绪，保持身体健康；

◇ 提高你管理日常生活压力的能力；

◇ 加强你的免疫系统，帮助你对抗致病病毒和细菌；

◇ 调节你的激素水平，如皮质醇、睾酮、雌激素和生长激素；

◇ 修复你的细胞并生成新的细胞。

影响睡眠的常见因素

◇ 一般健康问题，如激素变化、过敏和疼痛；

◇ 不良生活习惯，如饮食不规律，吸烟、饮酒或咖啡；

◇ 心理状况，包括压力和精神疾病，如抑郁和焦虑；

◇ 创伤或虐待（过去或现在的）；

◇ 药物副作用；

◇ 睡眠障碍，如阻塞性睡眠呼吸暂停、不安腿综合征、嗜睡症等；

◇ 不良的睡眠习惯；

◇ 压力；

◇ 药物。

❤ 如何保证优质睡眠？

这些事情应该记住

◇ 避免在睡觉前 2～3 小时内进食过多或吃辛辣的食物。

◇ 避免超过 30 分钟的午睡，太长的午睡可能扰乱睡眠周期，如果必须午睡，应在晚上睡觉前 6～8 小时进行。

◇ 避免在睡觉前 10 小时内饮用咖啡、茶等含咖啡因的饮品，且每天不应过多饮用含咖啡因的饮品。

◇ 如果经常夜间醒来上厕所，应避免睡前 3 小时内摄入液体。

这些事情应该做

◇ 每天应至少锻炼 30 分钟，运动可以改善睡眠质量，最新的美国指南指出，每天锻炼 30 分钟以上可预防癌症（来源：1. Carek PJ, Laibstain SE, Carek SM. Exercise for the treatment of depression and anxiety. Int J Psychiatry Med. 2011；41（1）：15-28. 2. Alegre MM1, Knowles MH, Robison RA, O'Neill KL. Mechanics behind breast cancer prevention-focus on obesity，exercise and dietary fat. Asian Pac J Cancer Prev. 2013；14（4）：2207-12.）。

◇ 白天安排一些减压的活动，如冥想、瑜伽等。

💝 **特别给年轻人的建议**

一般而言，年轻人比较少出现睡眠障碍。年轻人睡眠不足的杀手是——熬夜。年轻人常认为自己精力旺盛，可不加节制地熬夜看视频、打游戏、加班加点，殊不知自己要为此付出巨大的健康代价。熬夜对健康的危害可能短期表现不明显，但长期熬夜一定会引起显著的健康问题，最严重的情况就是过度熬夜致猝死。

健康是 1，其他一切是 0，没有 1，再多的 0 也是枉然。因此，为健康考虑，特别建议熬夜的年轻人停止熬夜看视频、打游戏等挥霍生命和健康的坏习惯；提高白天的工作效率，停止无休止的熬夜加班加点；养成规律的生活作息。

如果熬夜避免不了，也请做好以下补救措施，将熬夜的危害降到最低：

◇ 饮食调养：熬夜时可吃些夜宵，热食为宜，包括热牛奶、粥和面包等，少或不食冷食、甜食；熬夜后，补充维生素 A、维生素 B、维生素 E。

◇ 运动调养：熬夜时或熬夜后可进行适当的活动，如伸懒腰、做眼保健操。

◇ 及时补觉：对于不可避免的失眠和熬夜导致的睡眠不足，需要有条理地进行休息调整，补充睡眠。

◇ 中医调理：长期的不良的生活习惯造成对身体的损伤，通过中医调理，也许能有意想不到的收获。

♥ 特别给老年人的建议

睡眠对于老年人的疾病发生发展有着极其重要的作用，尤其是心脏相关问题，如心房颤动，期前收缩（早搏）等，在睡眠不足的情况之下极易诱发或者加重。 其他方面，睡眠不足可以影响血压的稳定，使得血压波动较为剧烈，此外，长期的睡眠不足也不利于预防和控制冠心病的发生发展。

戒烟

💜 **吸烟到底有多不好**

虽然香烟的盒子上都写着"吸烟有害健康"，但是大多数人对香烟的危害了解不够全面。

世界卫生组织（WHO）的统计数字显示，全世界每年因吸烟死亡的人数高达 600 万，每 6 秒钟即有 1 人死于吸烟相关疾病，现在吸烟者中将会有一半因吸烟提早死亡（来源：2010 年全球成人烟草调查）。

吸烟者的平均寿命要比不吸烟者缩短 10 年。

烟草烟雾中含有 7000 余种化学成分，其中数百种为有害物质，至少 69 种为致癌物。

很多人对于吸烟的危害仍认识不足，误以为吸烟只危害肺脏，而事实是吸烟对全身多个器官、系统都有损害，尤其是对心脑血管系统的危害。

◇ 吸烟可以导致肺癌、口腔和鼻咽部恶性肿瘤、喉癌、食管癌、胃癌、肝癌、胰腺癌、肾癌、膀胱癌和宫颈癌；

◇ 吸烟可以导致慢性阻塞性肺疾病（慢阻肺）和青少年哮喘，增加肺结核和其他呼吸道感染的发病风险；

◇ 吸烟可以导致生殖和发育异常，降低受孕概率，引起胎儿心血管系统及胎儿组织器官发育不良；

◇ 吸烟会损伤血管内皮功能，可以导致动脉粥样硬化的发生，使动脉管腔变窄，动脉血流受阻，引发多种心脑血管疾病。有充分证据说明吸烟可以导致冠心病、脑卒中和外周动脉疾病。流行病学研究表明吸烟者的冠心病的发病率是非吸烟者的 2 倍之多。

香烟不仅对吸烟者自身造成危害，更重要的是，香烟燃烧产生和吸烟者吐出的烟雾（二手烟）弥散在空气中，会对不吸烟者造成健康损害。2010 年全球成人烟草调查中国项目调查结果显示，我国吸烟人群逾 3 亿，而遭受二手烟危害的人群却有 7.4 亿之众。

吸烟危害大如虎，戒烟刻不容缓！

💜 戒烟——小痛一时，幸福一世

吸烟会成瘾，称为烟草依赖，而烟草依赖是一种慢性疾病。烟草依赖者一旦停止吸烟，可出现吸烟渴求、焦虑、抑郁、头痛等一系列戒断症状，导致再度吸烟，造成戒烟困难。但是，戒烟是减轻吸烟危害的唯一办法。戒烟虽有短"痛"，却是利于自身、利于他人、利于社会的，是值得每一位吸烟者克服困难做到的长久之大好事！

有人认为可通过吸"低焦油卷烟""中草药卷烟"及减

少吸烟量来减轻吸烟的危害，不需要完全戒烟。 其实，所谓的"低焦油卷烟""中草药卷烟"，并不能降低吸烟的危害，减少吸烟量并不能降低发病和死亡风险。 而彻彻底底的完全戒烟后，会获得巨大的健康益处。

◇ 戒烟可显著降低吸烟人群的死亡风险。

◇ 吸烟者戒烟时间越长，死亡风险越低。

◇ 戒烟可以降低肺癌、冠心病、慢阻肺等多种疾病的发病和死亡风险，并改善这些疾病的预后。

◇ 吸烟的女性在妊娠前或妊娠早期戒烟，可以降低早产、胎儿生长受限、新生儿低出生体重等多种妊娠问题的发生风险。

◇ 戒烟可以获得明显的社会及经济效益。

可见，戒烟益处极大！ 忍一时戒烟痒痛，得一世健康获益！

💜 戒烟妙招——"戒烟六计"

据统计，70%的烟民想戒烟，但因为吸烟成瘾，戒烟并非易事。 戒烟不仅需要强烈的意愿、动机和决心，还需要一定的方法和策略。 下面借用《三十六计》中的六计向大家介绍戒烟的妙招。

第一计 擒贼先擒王

戒烟成功的一个重要因素就是强烈的戒烟决心和意志力。 因此，反复提醒自己吸烟的危害，坚定戒烟的决心和意志，时刻暗示自己在"戒烟"，坚决拒绝诱惑。 可以采取"打赌"之类的方法激发自己的决心、强化自己的意志力。

第二计 抛砖引玉

向戒烟成功的人请教经验和寻求帮助。 让朋友、家人、同事知道你的戒烟计划，得到他们的帮助和监督。

第三计 走为上计

避开诱人吸烟的情景、活动和事物。 如避开烟雾弥漫的酒吧，避开吸烟的人或有人吸烟的办公室。 对于朋友、同事，直截了当告诉他们自己在戒烟，请他们不要在自己面前抽烟或者给自己递烟抽。

第四计 釜底抽薪

扔掉一切与吸烟相关的东西，包括香烟、烟灰缸、打火机、火柴等。

第五计　偷梁换柱

戒烟后的主要任务之一是在受到引诱的情况下找到不吸烟的替代办法：餐后喝水、吃水果或散步，摆脱"饭后一支烟"的想法；烟瘾来时，要立即做深呼吸活动，或咀嚼无糖分的口香糖。 通过刷牙使口腔里产生一种不想吸烟的味道，或者通过令人兴奋的谈话转移注意力。

第六计　远交近攻

可拨打戒烟热线寻求专业的建议。 甚至可于戒烟门诊就诊，得到医学上的帮助和治疗。

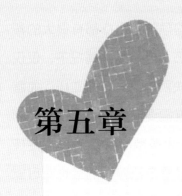

第五章

心病也需心药医

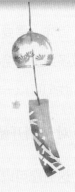

良好的生活习惯对心脏病的预防和治疗都有很大的帮助，也是药物和手术治疗的基石，但是某些情况下，仅仅依靠生活习惯的改善并不能解决所有问题，如血压、血脂水平并未完全达标，这时候您就需要口服一些药物来控制您的血压、血脂。此外，由于大多数心脏疾病是慢性疾病，往往需要终身服药，如果轻易自己停药的话也有可能会导致疾病的反弹或者是恶化。比如急性心肌梗死植入支架的患者，如果在术后 3 个月内擅自停用抗血小板药物（阿司匹林+氯吡格雷/替格瑞洛），可能会导致支架内血栓形成而造成再次心肌梗死，甚至猝死。

💜 **我们什么时候需要吃药？ 怎么吃呢？**

最"省事"也是最"笨"的办法就是去看医生，问问医生需要怎么治疗。最好是找到一位自己信任的医生并长期随访治疗，以获得最好的疗效。

首先，需要了解为什么服这个药，而且，大家在吃药时或多或少都会碰到各种情况，如果您也碰到过下面的问题，我们可以一起看看如何解决它们。

对于刚开始服药的人来说，很容易忘了按时服药

这时您可以采用的解决方案是：

◇ 在每天同一时间服药，将服药与其他日常习惯连接在一起，比如起床后立刻服药或刷牙后。

　　◇ 设置你的手机闹钟或备忘录提醒功能或手表闹钟功能作为时间的信号。

　　◇ 在浴室镜子或冰箱上贴上提醒便条。

　　◇ 请家人或者朋友提醒你，如果他们也吃药，可以互相提醒对方。

　　◇ 在日历或者写字板上写下你的时间表，然后看看按时服药完成得怎么样。

　　◇ 在每周的开始将药物整理一下，可以放在一个专门的药盒中，这样就不容易忘记服药了。

出于各种原因，大家不愿意吃药

　　有的人是担心药物的副作用，有的人就是嫌吃药麻烦，有的人是担心吃了药以后就成为"病人"了，担心"药不能停"，要终身吃药。还有些朋友是因为用了太多的药了，有些害怕，有些不知所措。也有的朋友就是因为不知道该在几点吃药，或者怎么吃。

　　这个时候您需要知道的是：

　　◇ 了解服药过程中需要自己注意的症状。

　　◇ 与医生讨论一下，看看处方是否需要调整。

　　◇ 询问医生减少药物数量的方法。

◇ 用不同的颜色来标记药瓶，以区分每天的不同时间段。

◇ 将每种药物的相关处方材料集中于一个文件夹。

有些人自己觉得没有任何改善，所以自己停药了，但也有些朋友就是觉得自己好多了，不需要吃药了才停的。比如说高血压药，有的人觉得头不晕了，就"好"了，自己就把降压药给停了。

这个时候您需要知道的是：

◇ 了解每一种药物的作用以及它是如何帮助你的。

◇ 向医生询问如果不服用药物会有什么样的后果发生。

还有一个重要问题就是不少人觉得配药挺麻烦的，特别是准备外出旅行的时候要提前准备药品，而且有的时候长期服药会导致经济上需要承担一定的压力。

如果准备外出，可以：

◇ 提前计划好，事先去医院配好外出时间所需的药品。

◇ 如果来不及，可以拿着家里的药品说明书或者药物外包装去药店买相同或者相同作用的药。

◇ 在外出目的地临时去药店购药。

◇ 发生亟须处理的症状时，去当地医院急诊就诊，必要时可以转专科就诊。

关于价格问题，可以：

◇ 问问医生是否有价格便宜的具有相似作用的药物可供选择。

◇ 去街道或者社保询问有没有低保人员医疗费用的额外补助。

◇ 问问医生有没有和慈善机构合作的项目，或者适合自己加入的临床研究，某些时候可以通过参加这些项目获得临床上的新特药品。

针对上述问题，当你非常确切地明白为什么要服用这些药物，在什么时间段吃，怎么吃，并且养成习惯的话，你就更容易做到正确服药了。

💜 关于药物的那些事

以下是我们日常最容易碰到的问题，想必你也有过类似的经历，我们不妨一起看看，也许会对你有一些帮助，特别是如果你准备去看医生的时候可以参考这些问题，在某些不懂的地方跟医生讨论一下：

◇ 我为什么要吃这个药，它是治疗什么方面的？

◇ 这个药物的商品名和通用名是什么？

◇ 我如果买不到，或者配不到这个药，能用别的药代替吗？

◇ 每片药的剂量是多大的，跟我原来吃的药剂量一样吗？

◇ 如果我忘记吃了，会有什么后果呢？

◇ 我每天在什么时候吃这个药比较好呢？ 我是餐后、进餐时还是空腹时吃呢？

◇ 这个药我每天要吃几顿？ 间隔多长时间？ 每顿吃多大剂量？

◇ 这个药物能掰成半片吃么，还是必须一片完整地吞下？

◇ 这个是必须吞下服用的，还是可以嚼碎了或者碾磨了喂给患者的？

◇ 当服用这种药物时，我应该避免某些活动么？ 我的饮食以及生活习惯有需要调整的么？

◇ 我还在吃其他药以及一些中成药、中草药、保健品，他们之间会有冲突吗？

◇ 如果要减量的话，我该怎么做？

◇ 这种药物我需要服用多长时间？ 是需要终身吃么？今后需要换药么？ 大概多久要换？

◇ 这个药的副作用是什么？ 会发生什么情况？ 如果发生了，我该怎么做？

◇ 我怎样知道这个药物有效呢？ 吃了以后哪些指标能

看出来好转或者达标了？　我需要自己记录什么吗？

　　◇ 妊娠期或哺乳期使用这个药物安全么？　我准备怀孕，可以吃这个药么？

　　在此基础之上，你需要把长期服用的药物列个清单，包括剂量、服用时间，并且在后续门诊随访的时候，您可以主动告诉医生自己服药后症状有没有改善，有没有什么新出现的情况。　服降压药的患者最好把服药后的血压心率记录在一个专用的本子上，带去给医生评估，服降脂药的患者最好把既往的血脂报告都按照时间顺序整理好带给医生看，这样医生在看病的时候就能够有的放矢了。　另外还可以问问医生，平常需要在身边备哪些急救药品。

　　这些也是很多病友与我们交流以后得出的经验，与大家分享一下，希望对大家有帮助。

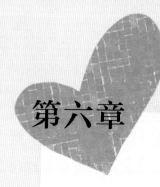

第六章

倾听你的心声

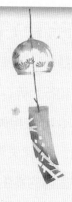

"没病"不等于健康

传统的健康观是"无病即健康"，然而随着社会的进步，健康观已经发生改变。根据世界卫生组织的定义：健康是指一个人在身体、心理和社会功能三方面的完好状态。因此，现代意义上的健康不仅指一个人身体有没有出现疾病或虚弱现象，还包含一个人的心理健康，可见心理上的健康与生理上的健康同样重要。

 ## 心理健康与身体健康

早在几千年前，中国传统医学便已注意到了心理状态对人体健康的影响，如"喜伤心，怒伤肝，思伤脾，悲伤肺，恐伤肾"（《黄帝内经》）。当今医学已充分认识到焦虑、抑郁等心理问题时时刻刻干预着人们的思想、情绪、情感和行为等，从而危害人们的身体健康。

◇ 心脏相关疾病的急性发作，往往伴随着情绪的剧烈变化。心律失常、血压升高、血液凝结、高胰岛素水平和高胆固醇的发生，会使人们表现出胸闷心慌、头晕头痛等不适，严重甚至会导致脑出血、心肌梗死等急性不良事件的发生。

　　◇ 长期的心理健康问题也会导致激素的水平的变化，不经意间逐渐增加心脏负荷，也在一定程度上阻碍了心脏本身的自我修复。

　　◇ 消极的情绪和态度往往会导致人们选择不健康的生活方式，如不良饮食习惯，很少或几乎不锻炼，滥用毒品和酒精。

　　◇ 情绪的改变也经常会伴随依从性下降，如此加大了如高血压、糖尿病等慢性疾病的管理难度，这可能导致或加重心脏问题。

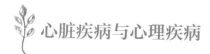
心脏疾病与心理疾病

　　心脏疾病的发生和加重能引起心理状态的改变甚至导致心理疾病（如抑郁症、焦虑症），而心理疾病又能加重心脏疾病，从而形成一个恶性循环。正确地认知自身心理健康状态，并采取积极的方式去干预其向更好的方向发展尤为重要。

💜 抑郁症
　　抑郁症是一种涉及思想和身体的疾病，它会影响一个人的感受、思想和行为。

　　抑郁症会产生很多情绪和身体问题。它会影响日常生活和工作，会让人们觉得活着没有意义。抑郁症的主要表现包括：

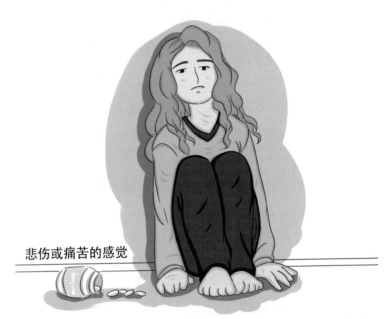

悲伤或痛苦的感觉

zmm.

失去兴趣或乐趣

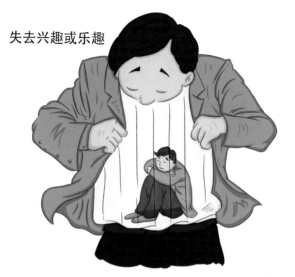

zmm.

易怒

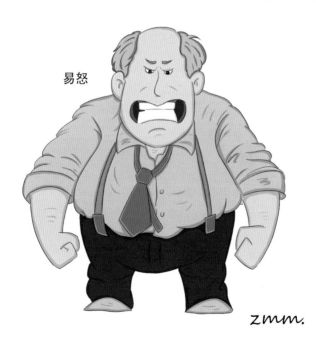

zmm.

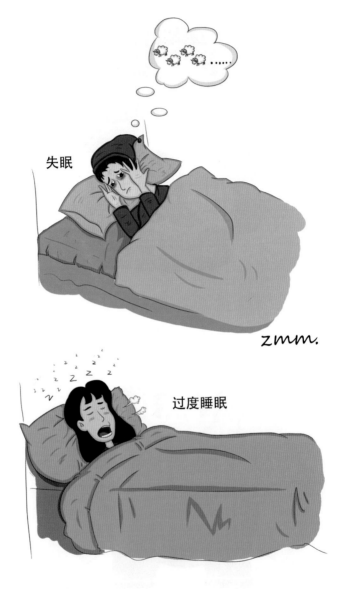

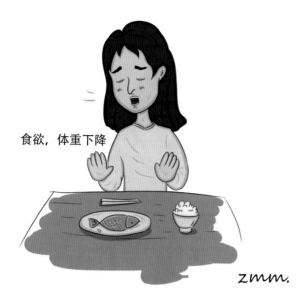

食欲，体重下降

zmm.

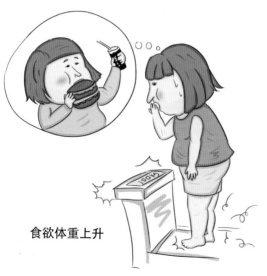

食欲体重上升

zmm.

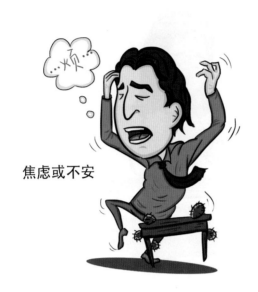

焦虑或不安

疲劳，困倦，精力降低

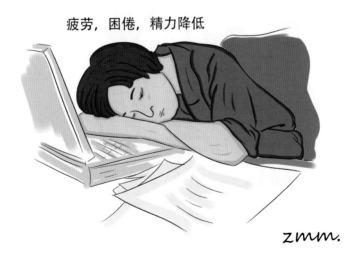

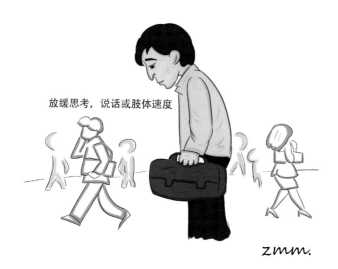

放缓思考，说话或肢体速度

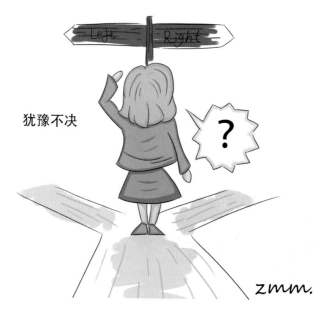

犹豫不决

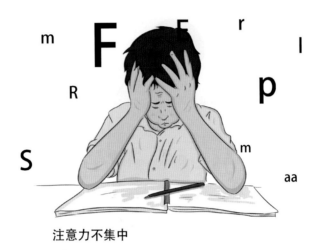

注意力不集中

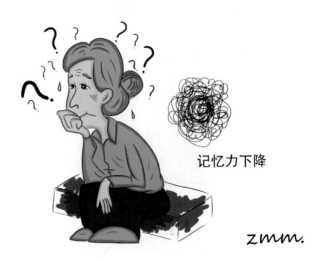

记忆力下降

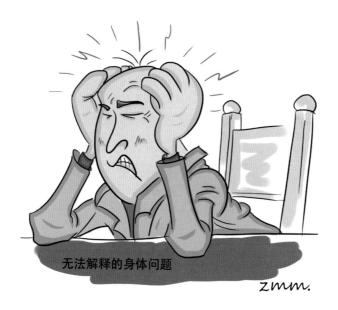

无法解释的身体问题

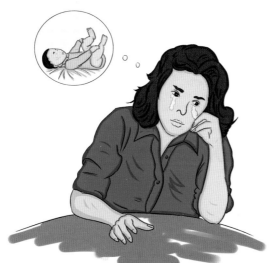

只盯着过去失败或者做错的事情自责

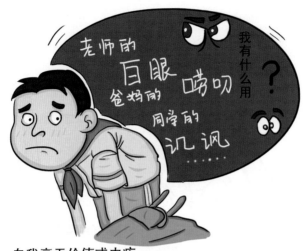

自我毫无价值或内疚

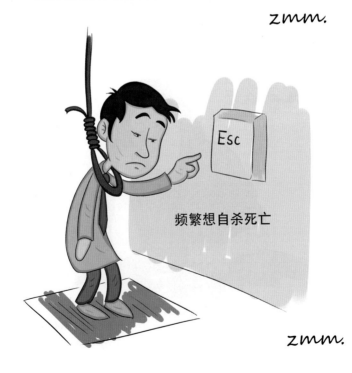

频繁想自杀死亡

抑郁症是一种慢性的疾病，通常需要长期管理。 好消息是，存在有效的治疗抑郁症的方法，如药物和心理咨询（心理治疗）。 如果你存在以上表现，以及生活和工作受到了影响，请及时就诊，让专业的心理科医生来帮助你。

💗 焦虑症

焦虑是人们正常生活的一部分，它甚至可以在我们有危险时起到帮助作用。 但某种程度上，或对有些人而言，焦虑是一个持续的心理问题，会严重影响日常生活和工作。 这种类型的焦虑破坏人际关系、影响生活质量，随着时间的推移，会导致严重的健康问题。

常见的焦虑症状有：

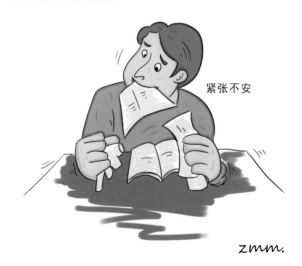

紧张不安

zmm.

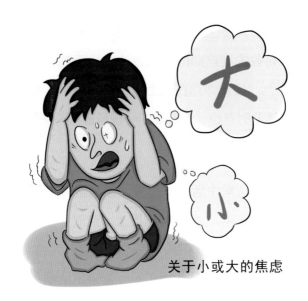

关于小或大的焦虑

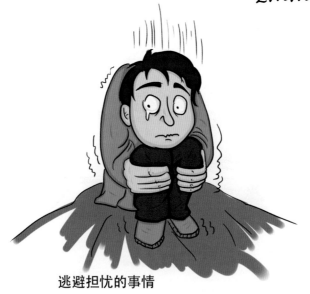

逃避担忧的事情

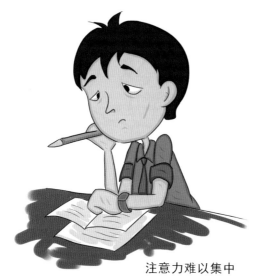

注意力难以集中

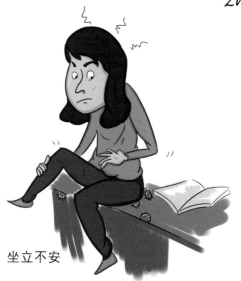

坐立不安

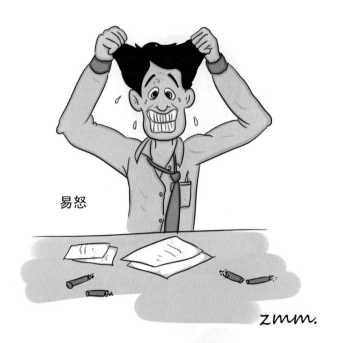

易怒

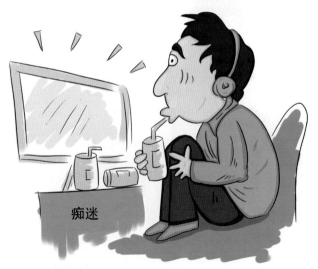

痴迷

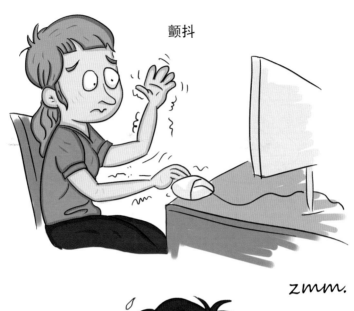

颤抖

zmm.

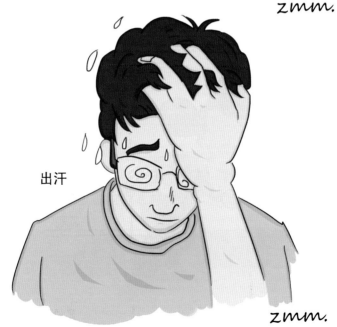

出汗

zmm.

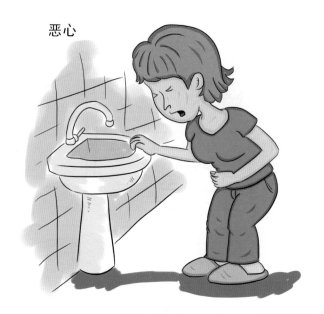

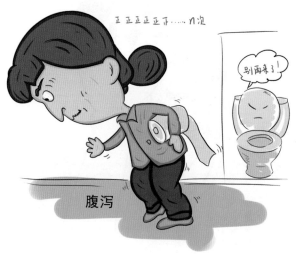

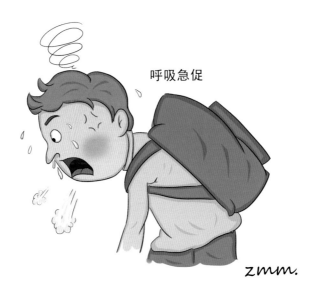

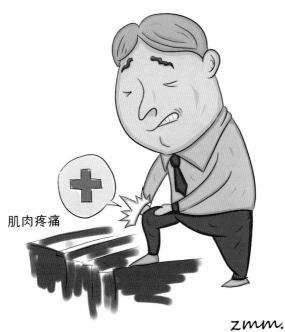

睡眠问题

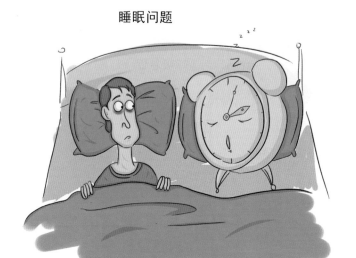

心跳加速

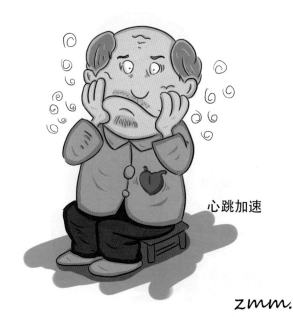

焦虑症治疗的两个主要方法为药物和心理治疗。 假如出现以上情况，应及时就诊。

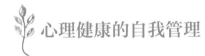 心理健康的自我管理

◇ 锻炼：众多研究发现，体育活动可以减少心理健康相关问题的发病概率，你可以通过规律性散步、慢跑、游泳、园艺或任何你喜欢的活动来改善你的心身健康状态。

◇ 规律的生活和饮食习惯；

◇ 保证充足的睡眠；

◇ 避免烟酒等不良嗜好；

◇ 了解并观察相关疾病预兆；

◇ 必要时接受专业的药物治疗。

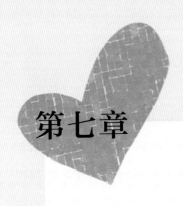

第七章

常见心脏病概述
及个性化应对策略

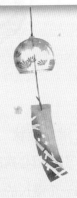

冠状动脉粥样硬化性心脏病

冠状动脉粥样硬化性心脏病，即人们常听说的冠心病，是目前导致患者死亡最主要的疾病。 在心脏结构解剖章节，我们也提到了冠状动脉是为心脏提供稳定的血液供应，而血液中的氧气和营养物质为心脏提供能量，使心脏不断地把血液输送到人体肺部和身体的其他部位。 当冠状动脉部分或全部阻塞时，心脏缺少血液供应，发生心肌损伤或坏死，从而引起一系列临床表现，称为冠心病。

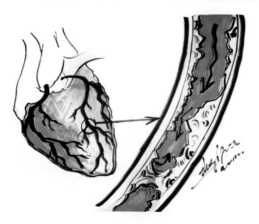

💜 常见症状

引起冠心病的最主要病理机制是冠状动脉粥样硬化，其为一个漫长的、量变到质变的过程。 起初，可能没有任何不舒服或者只会偶尔感到胸部不适，随着病情进展，可能会出现活动后胸部不适或胸痛，再到后来突然发生剧烈的胸痛及濒死感（急性心肌梗死）。冠心病的早期识别、早诊断、早治疗非常重要。为此，人们需加深对冠心病的了解，尤其是存在多种冠心病危险因素（如高血脂、高血压等）的人。要了解冠心病的常见症状，以提高警惕，早期预防，及时就诊。

　　冠心病的典型症状为心绞痛，指前胸阵发的压榨性、闷胀性或窒息性疼痛，并可能伴随以下症状：

　　◇ 左臂的挤压或疼痛感，可能蔓延到脖子、下巴或背部；

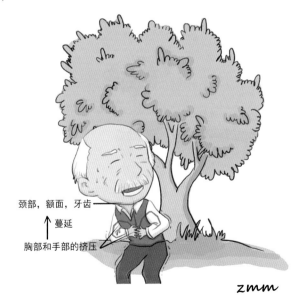

颈部，额面，牙齿

↑ 蔓延

胸部和手部的挤压

zmm

◇ 胸闷、心慌；

◇ 疲倦、乏力；

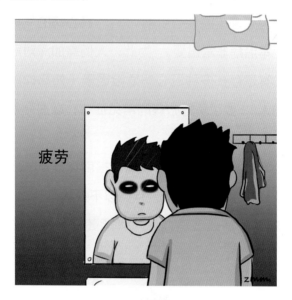

疲劳

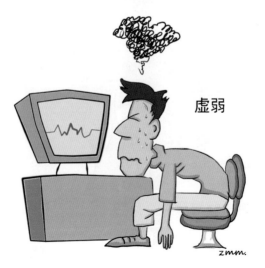

虚弱

◇ 呼吸急促;

◇ 出汗、面色苍白等。

💜 **病因**

冠状动脉粥样硬化性心脏病始于冠状动脉内层的微小损伤。 引起这种微小损伤并导致其不断加重的因素包括吸烟、高血压、高胆固醇、糖尿病、感染,以及年龄增加引起的血管老化等。

任何一种损伤都会引起炎症反应,一旦动脉内层受损,脂质沉积,逐步形成斑块。 斑块越积越大,动脉管壁增厚,管腔变窄甚至完全堵塞。 这个过程便是"著名"的动脉粥样硬化。 冠脉管腔变窄,通过的血流减少,然而在静息状态下,心脏仍可得到足够的血液供应。 但是,在活动或劳力状态下,心脏的血液需求增加,这时,管腔狭窄

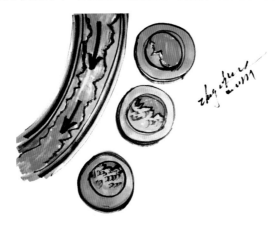

的动脉不能满足心脏的需求，导致心肌缺氧，引起患者心绞痛等不适症状。

还有一些引起动脉狭窄的原因，如血管痉挛、心肌桥。血管短暂的收缩及痉挛，也会出现类似于冠心病发病时的症状，如果痉挛持续的时间足够长，便会引起胸痛，严重者可引发心脏病发作。吸烟、剧烈运动、服用某些药物或寒冷、紧张等刺激可能诱发冠脉痉挛。

正常情况下，冠状动脉走行于心脏表面，心脏肌肉收缩不会影响冠状动脉。当冠状动脉部分或全部埋在心脏肌肉里面时，心脏肌肉的收缩会压缩冠状动脉，从而不同程度影响心脏血液供应。这段埋在心脏肌肉里面的血管便称为心肌桥，这是一种先天性的冠状动脉发育异常。受压缩程度严重的心肌桥会引起患者不适，甚至导致心梗的发作。

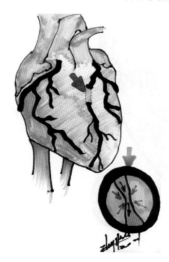

💜 **诊断**

冠心病急性发作时主要依靠心电图、心肌酶以及患者基本症状和生命体征来进行初步诊断，冠脉造影是明确诊断最可靠的方法。但是在冠心病所处的不同疾病阶段，我们会有心电图、运动平板、冠脉 CTA、冠脉造影、心肌核素显像等多种方式进行诊断和病情评估。

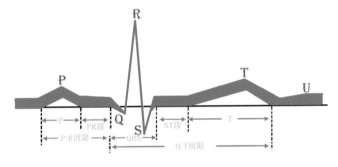

运动平板

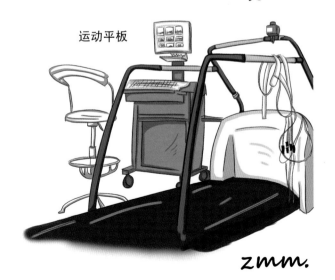

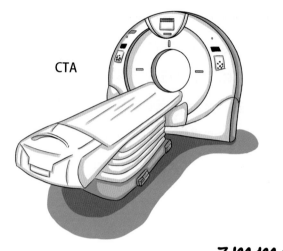

CTA

zmm.

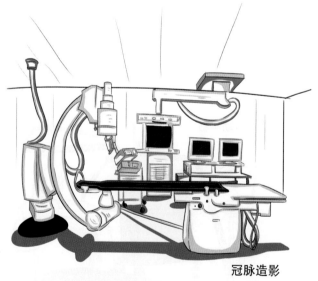

冠脉造影

zmm.

 治疗

冠心病的治疗已经非常成熟，可以归纳成一句顺口溜：double ABCDE（双重 ABCDE）。

其中包括：

◇ double A

Aspirin（阿司匹林）和 ACEI/ARB（两大类降血压药物）

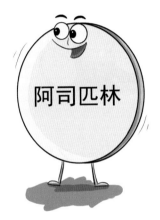

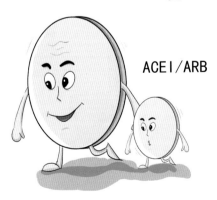

◇ double B

Beta-blockers（β 受体阻滞剂）和 BP（血压控制）

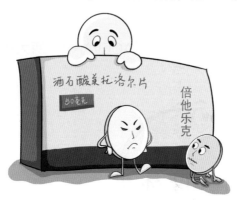

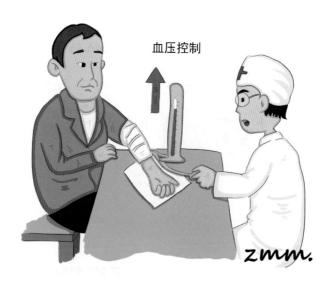

◇ double C

Cigarettes（戒烟）和 Cholesterol（血脂控制）

戒烟

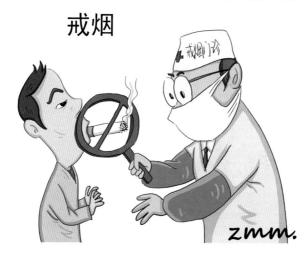

血脂控制

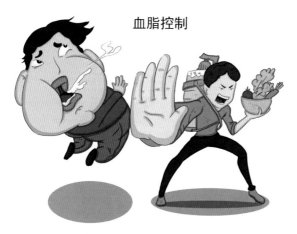

◇ double D

Diet（健康饮食）和 Diabetes（血糖控制）

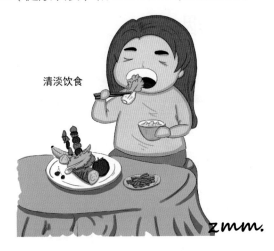

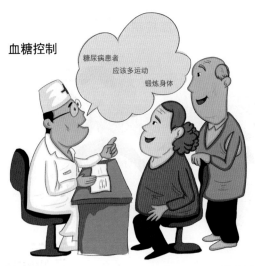

◇ double E

Education（健康教育）和 Exercise（适量运动）

医护教育患者

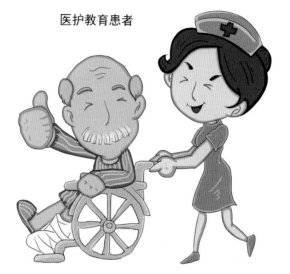

适量运动

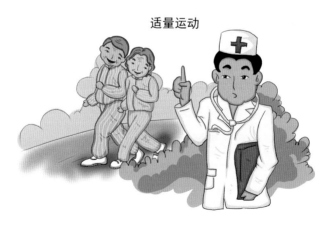

　　相信只要熟练地记住这十项，就能很清楚地知道日常生活中对自己冠心病的预防和管理需要做到哪些方面了。

　　当然对于已经发生的血管病变，我们在药物和自身生活习惯改善的情况下仍不能有效改善时，就需要进行手术治疗。 其中包括内科的冠脉介入治疗：

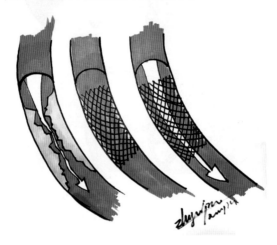

　　通过这种更积极的治疗，医生插入冠状动脉一个长的薄管，通过一个小气囊充气开通堵塞的动脉。 然后，放置一个小的丝网管（支架）保持动脉畅通。

　　以及外科的冠脉搭桥手术：

　　如果你的冠脉情况不适合冠状动脉成形术，可能会被建议这个手术。 医生从你的身体的另一部分取出一段健康的血管，并连接冠状动脉阻塞部位上方和下方的血管。 这就形成了绕过阻塞部位的另一条途径，像是搭起了一座桥，故称之为搭桥手术。

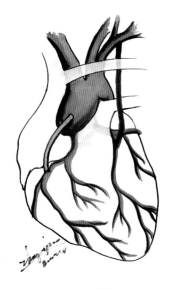

冠状动脉搭桥术

💜 **并发症**

主要的并发症包括：

心力衰竭　如果你的心脏由于血流量减少而慢性缺氧，或如果你的心脏由于心脏病发作而受到损害，心脏会变得太弱而无法泵出足够的血液来满足你身体的需要。这就是心力衰竭。

心律失常与心源性猝死　心肌损伤可能会导致危及生命的心律失常，从而导致心脏停搏，心律失常可能是心脏病发作的首要原因，或由于瘢痕形成而发生于多年后。

🌿 心力衰竭

　　心力衰竭这个词听起来就很吓人，事实也确实如此，心衰的 5 年生存率跟肿瘤的 5 年生存率相似。而且随着越来越多的心脏疾病早期治疗手段的改进，很多患者度过了急性期，但是在后续阶段，逐步发展为心衰。但是，心力衰竭并不意味着你的心已经完全停止工作，而是指心脏肌肉因为多种原因导致心脏难以泵出足够的血液，以满足您的身体的需要。心衰慢病管理的目标就是控制好心力衰竭的症状，减少住院次数并避免发生严重的心血管事件，在这个时候，医患同心，其利断金。

💜 症状

　　心力衰竭可以是慢性的、持续性的，也可能是急性发作或者是慢性疾病的基础上控制不好而导致发作的。心脏就像一台发动机，如果发动机不能达到足够的马力，就会导致血液不能被泵到全身各处，从而出现各个脏器缺血的症状，或者不能从全身回流至心脏，从而出现各个脏器淤血的情况。一般可能出现的症状有：

　　◇ 劳累时出现呼吸困难，休息后可略微缓解。

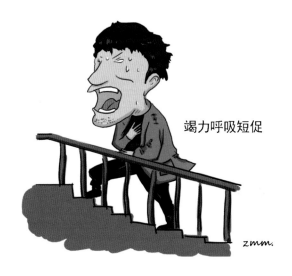

　　◇ 平躺下睡觉时出现胸闷、气促或咳嗽，坐起来或者站起来能缓解。

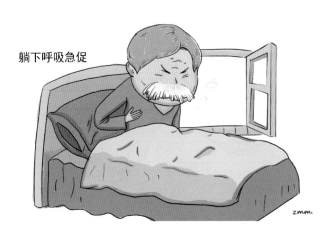

◇ 疲劳、虚弱和乏力。

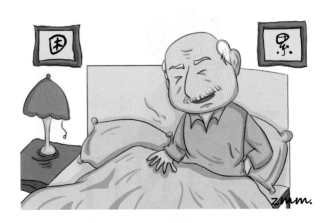

◇ 双侧脚踝至小腿甚至大腿处的肿胀。

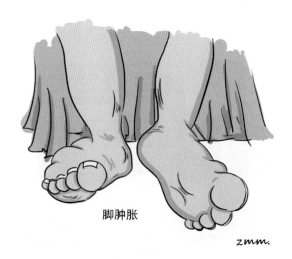

脚肿胀

◇ 快速或不规则的心跳，自己觉得心悸。

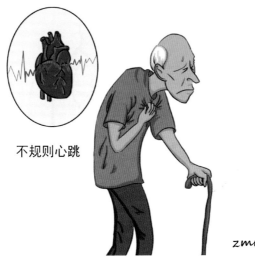

不规则心跳

◇ 运动能力降低，如原来能爬三层楼的，发病后甚至平地步行也喘。

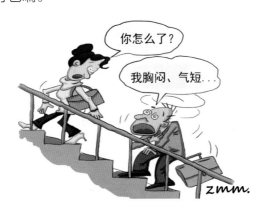

◇ 持续咳嗽或喘息，并咯出白色或粉红色的泡沫痰。

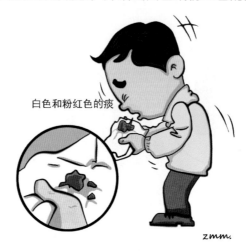

白色和粉红色的痰

◇ 肚子肿胀，变硬。

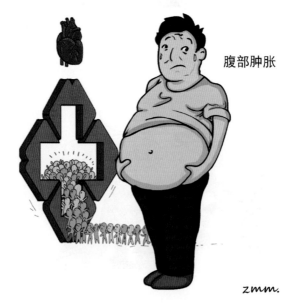

腹部肿胀

◇ 体重在短期内突然增加。

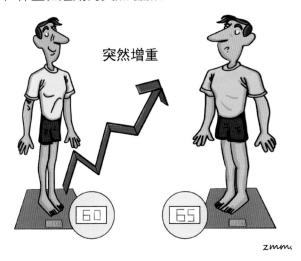

突然增重

◇ 恶心，吃不下东西。

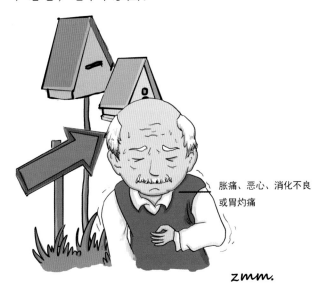

胀痛、恶心、消化不良
或胃灼痛

◇ 注意力难以集中，容易困倦。

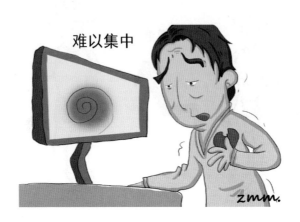

❤ 病因

心力衰竭通常发生于其他疾病之后，如冠心病导致缺血后的慢性心脏改变，心律失常（例如心房颤动等）长期发作导致的心脏结构发生变化，也可能继发于长期的心脏瓣膜问题以及部分先天性心脏病。 主要机制有：

◇ 心脏过度扩大，或者心脏肌肉无力收缩，导致没有足够的力量往全身泵血。

◇ 心脏变得僵硬，在心脏舒张时未能使血液充分回流，导致全身淤血等。

目前中国心力衰竭注册登记研究的结果显示（来源：张健,张宇辉,代表中国心力衰竭注册登记协作组．多中心、前瞻性中国心力衰竭注册登记研究．中国循环杂志,2015,30

（5）：413-416.），心力衰竭的主要合并症为高血压（54.6%）、冠心病（49.4%）及慢性肾脏病（29.7%）。感染仍是心力衰竭发作的首要原因，占45.9%，其次为劳累或应激反应（26.0%）以及心肌缺血（23.1%）。

常见的具体的心脏病有以下几种类型：

1. 高血压

高血压会促使心肌为了克服更高的压力变得异常肥大，久而久之整个心脏就变得肥厚僵硬，并进一步扩大，终而出现心力衰竭。

2. 冠状动脉粥样硬化性心脏病

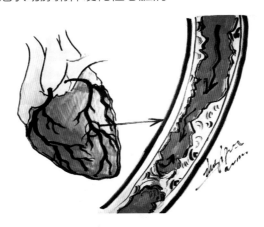

因为心脏的供氧血管冠状动脉出现的狭窄，导致心脏自身出现缺血缺氧，甚至导致心脏扩大，影响了心脏的收缩功能。

3. 扩张型心肌病

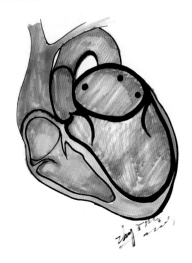

这是影响心脏收缩功能最常见的心肌病，因为心脏的收缩力量减弱，左心室显著扩大以弥补其泵血的能力的减弱。

4. 肥厚型心肌病

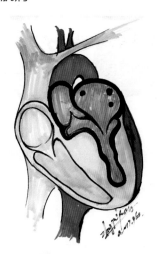

异常肥厚的心肌也会导致左心室僵硬，影响其舒张能力，梗阻性肥厚型心肌病中的过度肥厚的心肌甚至阻碍血液泵出通道。

5. 瓣膜性心脏病

心脏相当于一个房间，心脏的瓣膜就是房间的门，当各种原因（先天性、风湿性、老年退行性）导致的瓣膜病变到一定程度后，这些门就不能完全打开或者不能完全关上，血流不能顺畅地通过这些门，或者每次都会返回一部分血流，长此以往就造成了心脏的肥厚、扩大，从而导致心衰的发生。

6. 先天性心脏病

先天性心脏病可以导致心脏的各个房间内出现异常通道（房间隔缺损、室间隔缺损、动脉导管未闭、法洛四联症等）或者房间的门及门框的异常（先天性心脏瓣膜病），血流在心脏中的走向会互相冲突，从而导致心脏的扩大，最终发展为心衰。

7. 心律失常

过快的心率可削弱心肌的收缩和舒张能力，过慢的心率又会阻碍血液进入身体，这些都会导致心力衰竭。

8. 应激性心肌病

在情绪特别激动或者精神高度紧张的情况下也会发生

胸痛，甚至猝死，这种疾病也被称为心碎综合征。在这种情况下冠状动脉并没有阻塞，而主要负责心脏泵血的左心室的功能被明显削弱，会突发心力衰竭，好在这个疾病是可逆的，大部分人在短暂住院后能够痊愈。

💗 诊断

诊断心力衰竭的常见检查包括胸部 X 线、血液检查、心电图和心脏超声。血液中 B 型利钠肽（BNP）的水平和心脏衰竭的严重程度呈正相关，这个指标的升高往往提示存在心力衰竭，有助于和呼吸系统疾病导致的呼吸困难相鉴别。另一个常用的评价心功能的指标就是"射血分数（EF）"，通常是采用心脏超声检查测量计算出的。EF 代表心脏每次收缩时左心室泵出血量的多少，正常情况下 EF 为 50% ~70%，如果低于 50% 就表明心肌的收缩力减弱。然而，如果你的心脏非常僵硬，舒张功能很差，就算射血分数在正常范围内，也可能发生心力衰竭。

💗 治疗

对于大多数人来说，心力衰竭是一个需要终身管理的疾病。药物和某些器械治疗可以缓解症状和改善心脏功能，延长生存期。生活方式的改变，比如饮食和锻炼，也是非常重要的一环。

心衰患者的药物治疗是很关键的，主要使用以下药物：

药物类型	作用	
血管紧张素转化酶抑制剂（ACEI）/血管紧张素受体拮抗剂（ARB）	降低血压，舒张血管，减少心脏的工作负荷，延缓心脏的肥厚扩大	黄金三角
β受体阻滞剂	减轻心脏的工作负荷，降低心律失常的风险	
醛固酮拮抗剂	逆转心肌瘢痕，利尿、帮助消除水肿	
利尿剂	利尿、缓解全身淤血症状	
强心药	增强心肌收缩力	

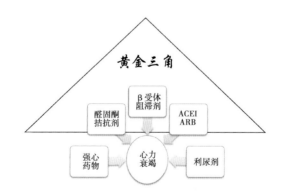

当然，自身的慢病管理更加容易改善你的预后情况，你需要做到：

把盐当作敌人

虽然盐可以改善口感，增加食物的风味，但太咸的食物并不可取。钠会加重心力衰竭的症状，因为它会吸收更多的液体进入你的血液，增加循环系统中血液的总体积，使你已经虚弱的心脏的工作变得更加困难。

学习关于盐的知识，并融入到你饮食的方式中。你可以通过吃更多的新鲜蔬菜和水果来减少盐的用量。避免高钠食物，如罐头类食品、烘焙食品、加工肉类、奶酪。此外，谨慎使用盐替代品。这些产品中的一些可能是高钾食品，你的医生可能不推荐食用它们。

每天晨起早餐前称重

每天早晨起床如厕后在早餐前称称体重，如果体重增加明显，比如 3 天之内长了 1kg，就提示你出现了水钠潴留，肺、腹部或腿部就可能开始出现相应的症状。学习识别这些表明心力衰竭越来越严重的症状，包括：

◇ 短期内的体重增加；

◇ 水肿、气短或疲劳加重；

◇ 胸痛的频率或严重程度增加；

◇ 由于呼吸短促或咳嗽，无法在夜间躺平。

看看每天喝多少

随着心力衰竭加重，太多的血液聚集使你的心脏工作太辛苦。如果你能把心脏想象成一个泵，你需要足够的液体在你的身体，以保持泵随时"准备工作"，但又不能太多以致淹没整个系统。所以，如果你的医生规定了每天的液体摄入量，尽量不要超过这个限度。同时，不要冒脱水的风险。如果你仍然觉得口渴，试试这个：

◇ 经常用水漱口；

◇ 刷牙更频繁；

◇ 食用无糖硬糖、冷冻葡萄或柠檬片；

◇ 用润唇膏保持你的嘴唇湿润。

科学锻炼

如果感觉疲劳或气短，你可能不想骑自行车或步行。但是即使有心衰和呼吸困难的人也能从日常活动中受益，只要它符合你的身体条件。问问你的医生什么运动是适合你的。

调整自己的运动强度和运动量

平时需要维持日常活动在同一水平，并在完成较困难的任务后适当休息。可以将活动按困难程度由 1 分到 5 分排列，1分为最轻松，5分为最困难，不要将4分和5分的锻炼活动安排在一起，可以在1周内穿插安排进行这些较为困难的锻炼。

上午做家务、放松，下午之前都避免做体力繁重的事情。当你因锻炼而感到气短或疲倦时，立刻休息一下。即使有严重的心脏衰竭，你也可以保持适当的活动，只是需要根据症状规划好活动的时间。

注意你的血钾水平

钾是一种对心脏健康很重要的矿物质，一些治疗心衰药物会影响你体内钾的含量，比如利尿剂有排钾的和保钾的利尿剂之分，ACEI/ARB可以提高血钾水平。低钾血症或高钾血症都可以导致恶性心律失常。因此，平时复诊时有必要与你的主管医生谈谈你的饮食及药物处方等一些注意事项。

睡眠障碍检查

半数以上的心衰患者有睡眠呼吸暂停。尽管有这种联系，睡眠障碍通常在心力衰竭患者中未被诊断。一个原因是，睡眠呼吸暂停和心力衰竭的症状往往重叠，掩盖了真实的起因。

此外，许多有这两种情况的人白天不觉得困倦，所以他们没有意识到他们有睡眠障碍。询问你的医生是否需要筛查诸如睡眠呼吸暂停等疾病。

询问家庭筛查

某些类型的心肌病可能遗传。你的医生可能会建议筛选家庭成员，包括身体检查、心电图、超声心动图、基因筛查和遗传咨询。早期治疗可预防心力衰竭和猝死。

如果您需要植入ICD（埋藏式心脏复律除颤器）

一些患有心力衰竭或心肌病的人会有更高的患心律失常的风险。ICD可以监测你的心律，并可以通过起搏或通过电击来治疗危及生命的心律失常。

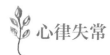 ## 心律失常

许多人偶尔会感觉到自己的心跳加速，尤其是在紧张、压力大或者运动时。偶尔的心跳加速有时候并不会引起人们的注意，但是伴随着明显不适症状的出现或者异常过速的心跳持续、频繁发作，就提示你可能是心脏电信号的传导通路出现了某些差错。在本书的一开始我们就介绍

了，正常人的心率基本在 60 ~100 次/分，无论是上面提到的心跳过速还是过缓，都属于心脏的不正常运作，也就是我们通常所说的心律失常。

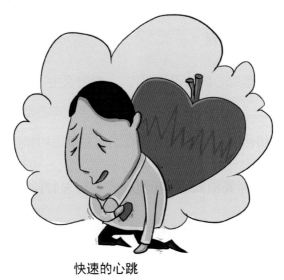

快速的心跳

zmm.

💗 症状

心律失常有时候并不会引起任何症状或体征，大部分时候患者是在体检时候发现的心律失常，当然，在医院就诊的患者当中，基本都是有症状前来的，因此捕捉到异常心电图的可能性则大大增加。

心律失常的一般不适症状包括：

◇ 心慌；

◇ 心动过速（心跳过快）；

◇ 心跳过慢；

◇ 心脏节律不规则；

◇ 心跳停搏感；

◇ 胸痛；

◇ 气短；

◇ 活动受限；

◇ 头晕；

◇ 黑矇，眼冒金星；

◇ 昏厥或近昏厥。

♥ 病因

心律失常是由心脏电信号传导路径异常引起的。

这些异常可引起心脏疾病，如心衰或心肌病，这会影响你的心脏结构或导致心肌组织瘢痕形成。有的心律失常是遗传性的，而没有任何心脏结构的异常。

其他健康问题，如高血压、糖尿病、睡眠呼吸暂停或其他睡眠障碍、甲状腺疾病等都可以引起心律失常。心律失常也可以由药物、吸烟、饮酒、毒品引起，以及使用兴奋剂，如食品添加剂、咖啡因和能量饮料。

♥ 诊断

在诊断心律失常疾病前我们首先简单了解一下什么是

正常和异常的心跳：

　　◇ 心动过速：是指心跳过快，即静息心率大于 100 次/分。

　　◇ 心动过缓：是指心跳过慢，即静息心率小于 60 次/分。

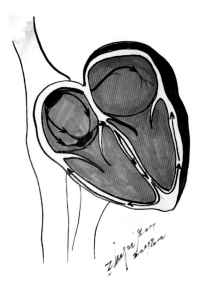

　　如图，当窦房结（SA）的一小部分细胞发出电信号时，这个过程就开始了。信号穿过心房到达房室结，然后传递到心室，引起它们的收缩和泵血。（这是一个正常心跳。）

　　常见的心律失常，可能是房性或者室性。

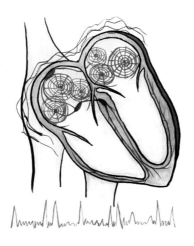

房颤

电信号从心房的多个位置发出，从而导致心房跳动混乱、不规则，与下部心室不协调。 心室响应这些混乱的信号会快速跳动。

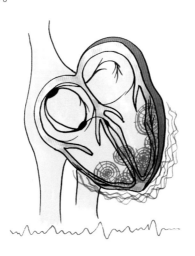

心室颤动

快速、不稳定的电脉冲会引发室颤，心脏失去泵血功能。室颤患者在几秒内就会出现休克，停止呼吸，脉搏消失。这种情况是致命的，除非马上采取心肺复苏和除颤。

一般在你发生了心律失常的情况下，心电图往往是最直接也是最有效的诊断方式。如果需要对早搏发作频率和分布进行统计，或者是不易捕捉的心律失常，我们则一般使用动态心电图来进行跟踪记录。

当然，作为医生经常会建议你做心脏影像学检查，如超声心动图、CT、磁共振或心导管检查，来进一步了解你心脏的大小、结构以及运动情况。

💙 治疗

通常情况下，医生会开药甚至建议采用一些设备来加快或减慢你的心率。如果你有心房颤动，医生可能会建议行电复律，使你的心脏通过电击而转复为正常节律。如果你的心律失常比较严重，可能需要药物治疗、射频消融或手术治疗。

快速心率的心律失常

室颤是致命的——快速、混乱的电脉冲引起心室颤动而形成无用的泵血。 没有有效的心跳，导致血压骤降，切断了重要器官的血液供应，包括你的大脑。 大多数人在失去意识的几秒钟内，需要迅速的医疗援助，包括心肺复苏。 没有心肺复苏和电除颤，心室颤动几分钟内就会导致死亡。 多数引起心室颤动的原因与冠心病、心衰有关。心室颤动常由心脏病发作引发。

室性心动过速持续期间，心脏不能泵出足够的血液到身体各处，导致器官损害和心脏骤停而晕倒。 室性心动过速可能恶化为致死性心律失常，即心室颤动。 室性心动过速往往继发于其他心脏问题，如果在病因不能消除的情况下，我们通常选择口服药物控制或者导管消融甚至是植入ICD来进行预防和干预。

心律失常，除了不稳定的室性心动过速甚至是室颤之外，绝大多数并不致命，但是往往带来不适，或者是存在潜在的致病致残风险。 例如心房颤动或心房扑动，这种心动过速的形式，可能更加严重。 这种心律失常可以导致血栓形成，增加心脏病发作或脑卒中（中风）的风险。 长期反复的发作如若不进行干预，也会导致心脏结构改变从而导致心力衰竭的出现。 早期，我们一般给予药物控制，但是对于在去除了可能的病因并已干预的情况下仍然发作的心律失常，解决问题的根本途径还是导管介入消融。

慢心室率的心律失常

心动过缓可能是窦房结的问题造成的，你心脏的自然起搏点产生的信号使你的心脏跳动缓慢（病态窦房结综合征）。它也可能是由于房室传导阻滞引起的。如果心动过缓使你的心跳过于缓慢，以至于身体得不到充足的血液供应，你可能会出现乏力、易疲劳或引发其他心脏问题，如心力衰竭。

通常对于明确的病态窦房结综合征，解决方法也相对统一，我们需要植入心脏起搏器来减少患者的猝死风险，以及选择不同功能的起搏器来改善患者的生活质量。

♥ 并发症

脑卒中

心房颤动期间，心房不能有效跳动以致血栓形成，尤其是老年人和那些心脏有其他问题的人。如果血栓脱落，它可能进入并且阻塞脑动脉，导致脑卒中。对于有心房颤动的人，推荐使用抗凝药物来降低脑卒中的风险。

心力衰竭

这可能是由于心动过缓或心动过速导致长期心脏无效

泵血的结果，如心房颤动。有时，控制可以导致心力衰竭的心律失常的发生率能够提高你的心脏功能。

心源性猝死

你可能听说过有关年轻运动员因为不明的心脏问题猝死的报道。通常，这样的事件即为心源性猝死，是由于未被发现的心脏问题。运动员和 30 岁以下的年轻人心源性猝死的最常见原因是肥厚型心肌病，是一种遗传性心脏肌肉病变。其他遗传性疾病如长 Q-T 间期综合征、Brugada 综合征、致心律失常型右心室心肌病（ARVC）也可能与心源性猝死有关。

💙 射频消融和起搏器：治疗心律失常

射频消融是一种可以纠正心脏节律问题的治疗方法。通常使用很长又很灵活的导管，在腹股沟处插入静脉并且到达心脏，以纠正导致心律失常的心脏结构问题。射频消融有时是在做其他手术时，通过心脏直视手术完成的，如心脏瓣膜手术。

射频消融是通过热能，使引发心律失常的心脏组织丧失活力来治疗心律失常的。在某些情况下，射频消融可以阻止异常的电信号传导，从而终止心律失常。射频消融通常不是首选治疗，但是它适用于以下人群：

◇ 药物治疗无效的心律失常；

◇ 对治疗心律失常的药物有严重副作用的；

◇ 某些类型的心律失常射频消融效果很好，如预激综合征；

◇ 有心律失常并发症的高风险，如心脏骤停。

某些心动过缓的患者需要植入起搏器来辅助心脏的电活动，当患者出现室性心动过速或者室颤时也可以植入ICD终止这些致命的快速性心律失常，某些心衰患者合并心脏的左束支传导阻滞时，一种特殊的起搏器CRTD/P可以通过改善心肌的电活动，起到协调心肌收缩舒张运动的功能，从而改善患者的症状。是否需要植入起搏器都需要遵循医生的建议。

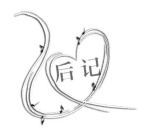

后记

　　目前，各种渠道的科普宣传热火朝天，质量却良莠不齐，特别是某些养生保健类微信号，经常通过耸人听闻的标题来吸引眼球，宣传错误的观念，进而再推销其产品。我们出版这本书的初衷，是希望通过宣传科学的、有临床证据证实确实有利于心脏康复的指导意见，向广大群众传递正确的心脏康复理念。考虑到本书读者多为中老年人，文字看多了眼睛容易疲劳，为此，我们首次尝试部分章节采用漫画为主的表现形式，期望大家能更容易记住书中的内容。同时，针对年轻人，有我们心脏中心的微信公众号附在文后，可以给大家提供科普信息，并可以借助平台进一步互动交流。这是我们心脏中心首次编撰科普书籍，受时间所限，书中内容比较浅显，某些地方如同相关指南有出入，望广大读者及同行指正，不胜感激。今后，我们还将在此基础上对某些心脏疾病及其康复内容展开详述，汇编成系列小手册，以方便广大读者阅览，谢谢大家的支持与鼓励。

《从心认识你自己》全体编者

2017 年 11 月于上海

十院心脏做最好的心脏中心

微信号：dsyyxzzx

一源心血管时间

微信号：yyxxgsj

08检